TIPPS ☀ TRICKS

von Bayern 1

Ingeborg Hain

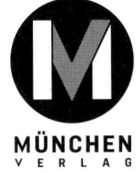

MÜNCHEN
VERLAG

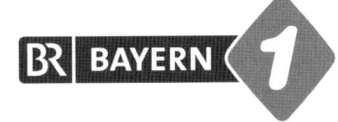

INHALT

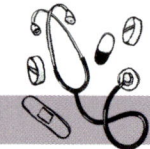

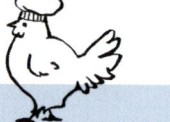

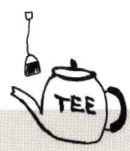

Haushalt – Gewusst wie

Der grüne Daumen – Für Balkon und Garten

VORWORT

Geld sparen, Ihren Alltag erleichtern und Sie überraschen – Das sollen diese Tipps und Tricks oder wie es trendy heißt, „Life hacks". 100-mal Expertenwissen. Überliefertes ebenso wie Neues aus der Forschung. Sie basieren auf der erfolgreichen Service-Serie „Die gute Idee" des Radiosenders Bayern 1.

Sie erfahren, dass eine Kalkhexe keine Sagengestalt, sondern etwas ganz Praktisches ist. Wie es gelingt, sich in der Warteschlange zu erholen. Dass ein Personal-Trainer in Ihre Hosentasche passt. Was ein indisches Salz und ein Hühnerei gemeinsam haben. Wie Ihnen ein Topf Basilikum den ganzen Sommer reicht. Warum eine feine Nase Ihr Gehirn trainiert. Wann Backpulver die letzte Rettung ist. Und woher die mysteriösen Löcher in manchen T-Shirts kommen.

Neugierig geworden? Dann blättern Sie einfach weiter!

Garantiert viele Anregungen verspricht Ihnen,

Ingeborg Hain

P.S. Dass ich inzwischen eine Kalkhexe und reichlich Backpulver daheim habe, versteht sich von selbst!

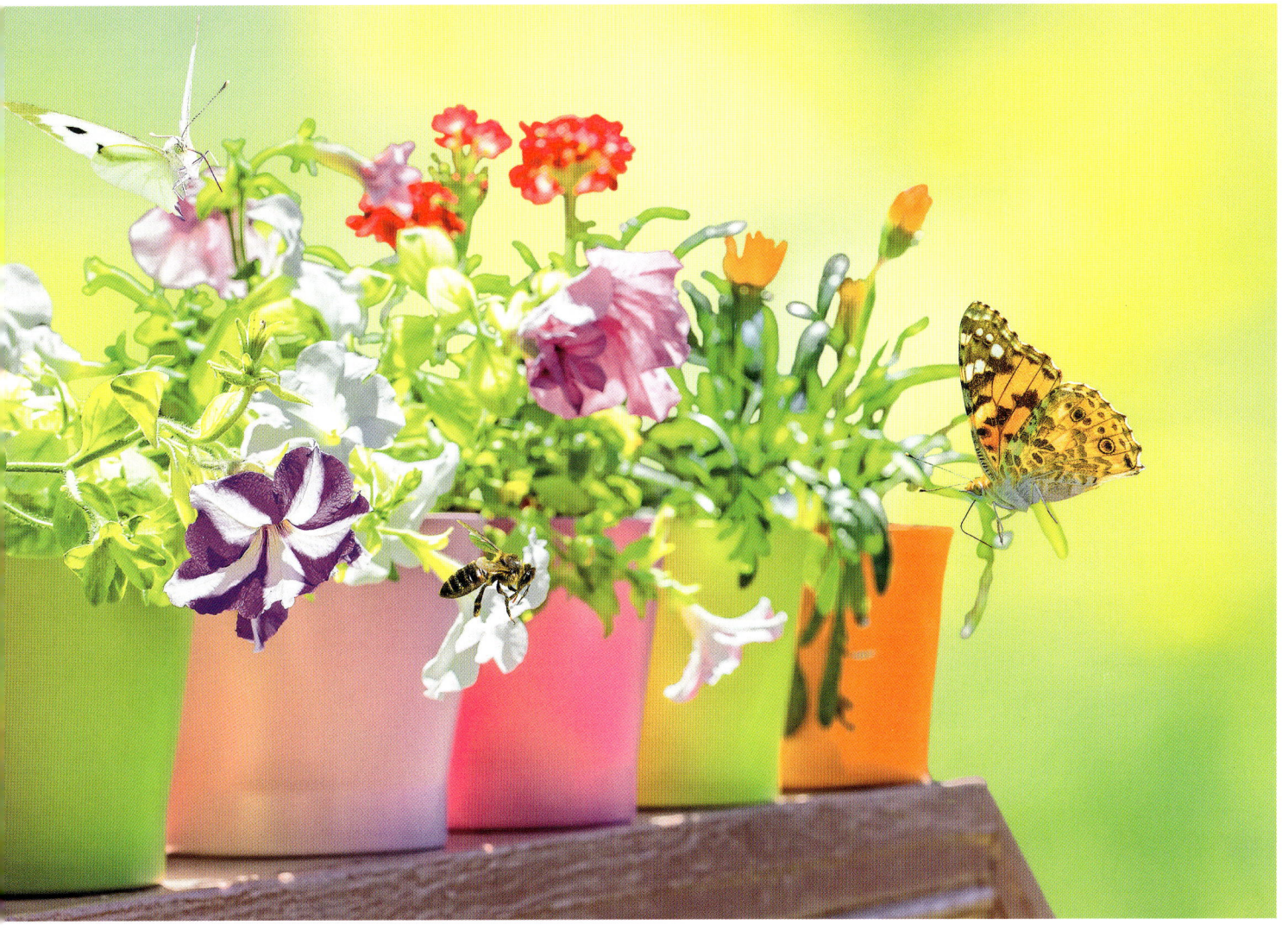

MEDIZIN – GESUNDHEIT

Medizinisches Wissen für jeden Tag

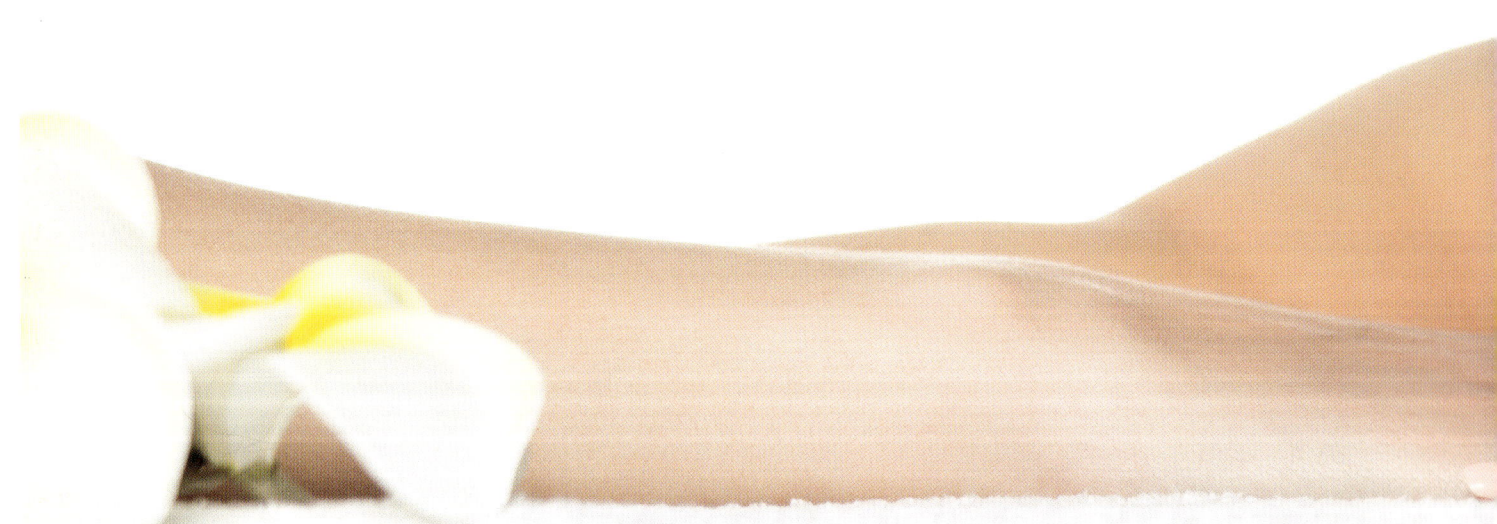

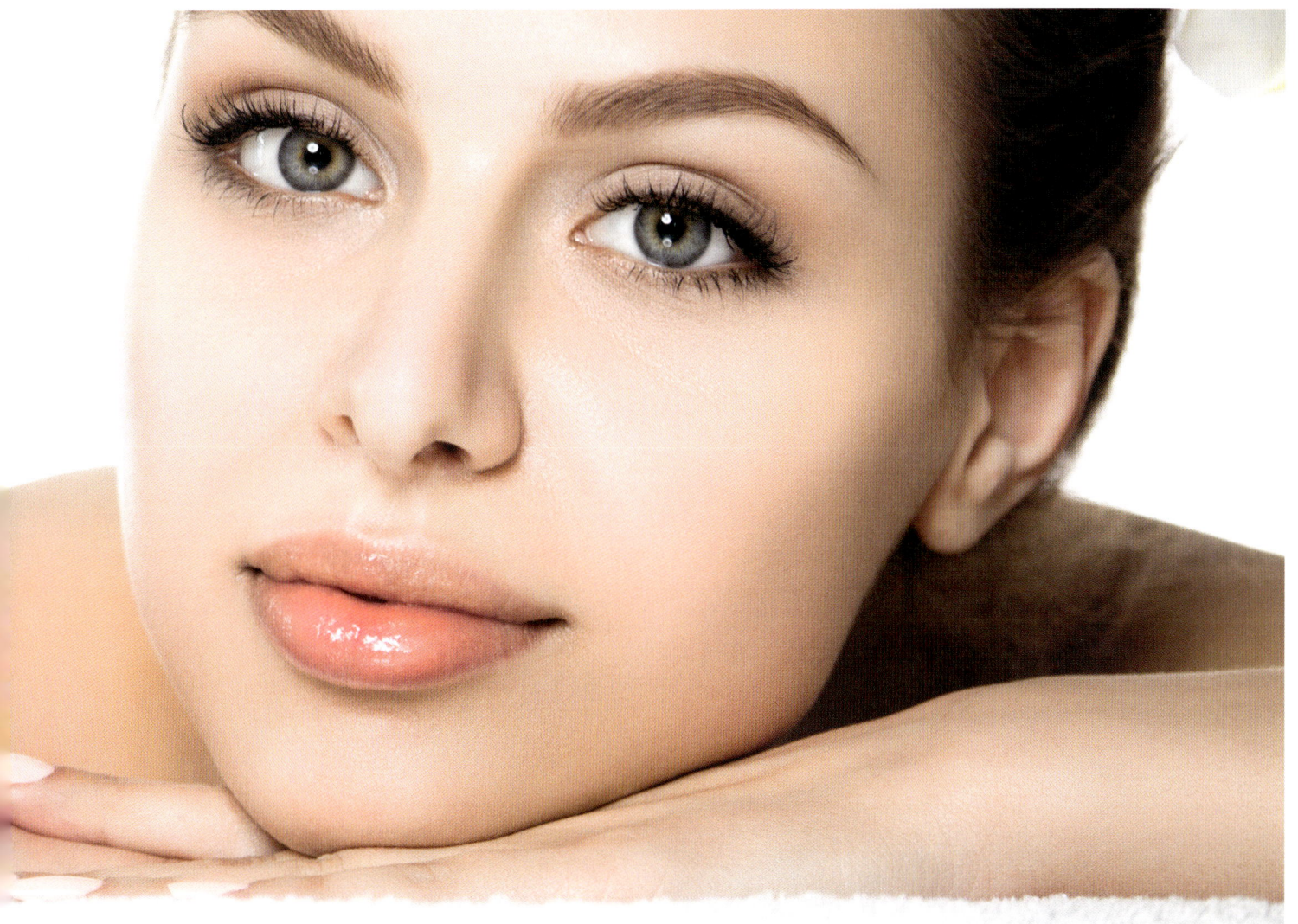

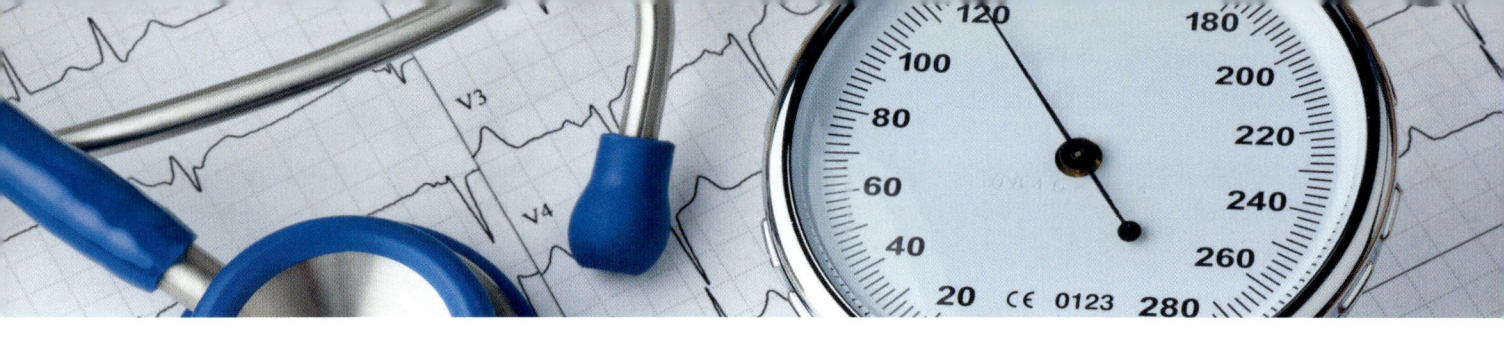

BLUTDRUCK MESSEN
Am zuverlässigsten am Oberarm

Kennen Sie Ihren Blutdruck?
Optimal, wenn er bei 120 zu 80 liegt. Bluthochdruck tut nicht weh. Umso wichtiger ist es, über seine Werte Bescheid zu wissen. Denn ein dauerhaft erhöhter Druck schädigt Augen, Nieren und insgesamt die Blutgefäße. Zur Kontrolle lohnt es sich, immer mal wieder selbst zu messen. Aber welches Gerät ist am zuverlässigsten? Auf dem Markt gibt es unzählige Modelle und noch dazu ganz unterschiedliche Arten, zu messen: die Puls-Uhr am Handgelenk, kleine Geräte am Finger und die Oberarm-Manschetten.

Der Bundesverband Niedergelassener Kardiologen rät generell zur altbekannten Manschette am Oberarm. Aus einen ganz einfachen Grund: Je weiter das Messgerät vom Körpermittelpunkt entfernt ist, umso ungenauer wird das Ergebnis. Die Ursache sind unterschiedliche Gefäß-Reaktionen. Es hat also nichts mit der Qualität der Messgeräte an sich zu tun.

Gut zu wissen:
Die Deutsche Hochdruckliga prüft regelmäßig neue Blutdruckmessgeräte und verleiht ein Siegel für die Messgenauigkeit.

Kleiner Ball hilft gegen Maus-Arm

Stundenlang am Computer schreiben – das ist in vielen Jobs inzwischen Alltag, und das nicht nur im Büro. Auf Dauer ist das anstrengend, weil es einseitig die Muskeln und Bänder belastet. Die Folge der immer wieder gleichen monotonen Bewegungen sind deshalb oft schmerzhafte Verspannungen im Arm. Ärzte haben dafür sogar schon einen eigenen Begriff gefunden: den Maus-Arm.

Meist beginnen die Beschwerden in der Hand und im Arm. Wer nicht gegensteuert, muss mit chronischen Beschwerden rechnen, die sich dann im Laufe der Zeit zusätzlich auf Nacken und Schultern ausdehnen. So weit sollte es gar nicht erst kommen. Noch dazu ist eine Vorbeugung mit einem kleinen Hilfsmittel denkbar einfach: mittels eines kleinen Massageballs.

Das ist ein Gummiball mit Noppen – etwa so groß wie ein Tennisball. Das Training ist simpel: Den Ball zwischendrin immer mal wieder kräftig durchkneten. Damit es mit der Vorbeugung klappt, am besten das Mini-Trainingsgerät gut sichtbar neben den PC legen und zwischendurch ganz bewusst zugreifen.

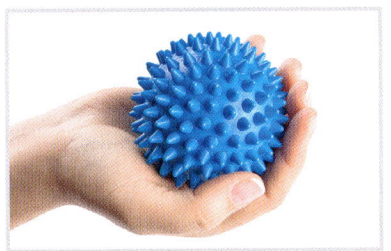
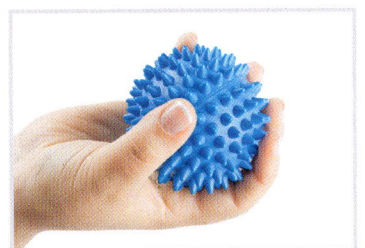
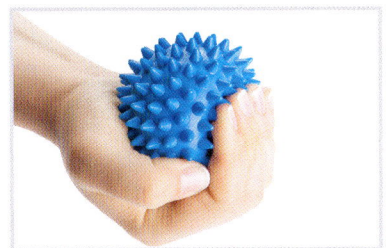

BLUTSPENDEN
Gut für andere und für sich selbst!

Jeder zweite Deutsche hat schon einmal Blut gespendet – das zeigt eine Befragung der Bundeszentrale für gesundheitliche Aufklärung. Aber die Bereitschaft geht bei jungen Menschen zurück. Dabei kann Blutspenden viel mehr als „nur" Leben retten! Blutspenden ist sogar gesund für den Spender selbst. Vor allem für Menschen mit einem zu hohen Blutdruck. Aber nicht nur sie profitieren davon.

Das hat der Kardiologe Prof. Andreas Michalsen, Chefarzt der Abteilung Naturheilkunde im Immanuel Krankenhaus Berlin, untersucht: „Blutspenden verbessert die Blutzucker-Regulation bei Menschen mit Zuckerkrankheit, es verbessert den Blutfett-Spiegel bei erhöhten Cholesterinwerten und es scheint die Gefäße zu entlasten, also einen Gefäßschutz zu bieten, speziell bei Menschen mit einer Arteriosklerose."

Ganz beachtlich also, wie gesund es für einen selbst ist, ein wenig Blut zu schenken.

Vorausgesetzt Sie tun das regelmäßig – alle paar Monate. Das kann jeder, der nicht älter als 69 Jahre alt ist und an keiner akuten Infektion erkrankt ist. Blutspenden – ein Gewinn für alle!

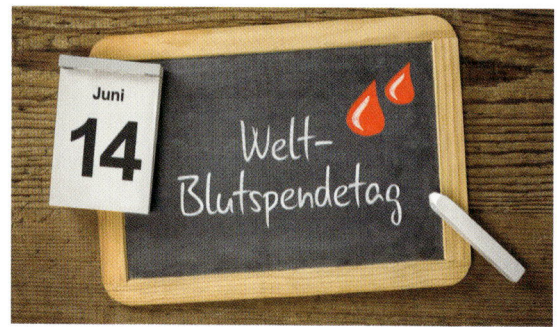

ZÄHNEPUTZEN, BITTE!
Aber nie direkt nach dem Essen

Zähneputzen – doch besser schon vor oder erst nach dem Frühstück?

Zahnärzte raten, am besten gleich nach dem Aufstehen – damit alle Bakterien-Beläge weg sind, die sich nachts gebildet haben.

Und dann sofort an den frisch gedeckten Frühstückstisch mit Orangensaft, Marmelade und Früchtemüsli? Keine gute Idee. Denn nach jedem Putzen ist die Zahnober-fläche erst einmal blank und damit völlig ungeschützt. Zuckerhaltiges und alles Saure, wie die Fruchtsäure im Obst, greifen dann die Zähne an. Wer sofort losschrubbt, schädigt also den schützenden Zahnschmelz. Deshalb mit dem Frühstück erst eine halbe Stunde warten.

In dieser Zeit demineralisieren sich die Zähne ganz vor selbst – allein durch den Speichel. Seine Mineralien stärken den Zahnschmelz und sind ein natürlicher Kariesschutz. Aber dieses Selbstreinigungsprogramm braucht eben seine Zeit.

Das gilt natürlich auch andersherum: Nach dem Essen – bei Bedarf – nur den Mund ausspülen und nicht sofort zur Zahnbürste greifen. Sondern die „heilsamen" 30 Minuten einhalten!

AUFTANKEN STATT AUFREGEN
Mit der Kraft von innen!

Rushhour scheint inzwischen für viele der ganze Tag zu sein. Früh schnell rein ins Auto oder in den Bus, schnell hier und dort, bloß keine Zeit verlieren. Selbst Essen und Trinken nur noch in To-Go-Manier. Und dann plötzlich eine lange Warteschlange in der Post, am Bahnschalter oder vor der Supermarktkasse. Auch das noch! Wer sich so stresst, dem raten Entspannungs-Experten zu einem Perspektivwechsel: Die Wartezeit als Zeit-Geschenk erkennen! Eine Pause zum innerlichen Auftanken. Wie das gehen soll? Mit einer Mini-Meditation zwischendurch.

Der entscheidende erste Schritt: Bewusst tief einatmen, bis in den Bauch runter. Auch wenn es nicht sofort klappt, nach ein paarmal Üben geht das wie von selbst.

Kleiner Trick: Zählen Sie langsam bis fünf oder zehn, Sie werden automatisch ruhiger. Der Ärger verfliegt. Wenn Sie das öfter bewusst machen, geht es bald ohne Zählen. Beobachten Sie, was um Sie herum geschieht, oder freuen Sie sich auf das Abendessen. Ihren persönlicher Relax-Modus können Sie überall einschalten – vor dem Gespräch mit dem Chef, einem Meeting oder im Auto-Stau.

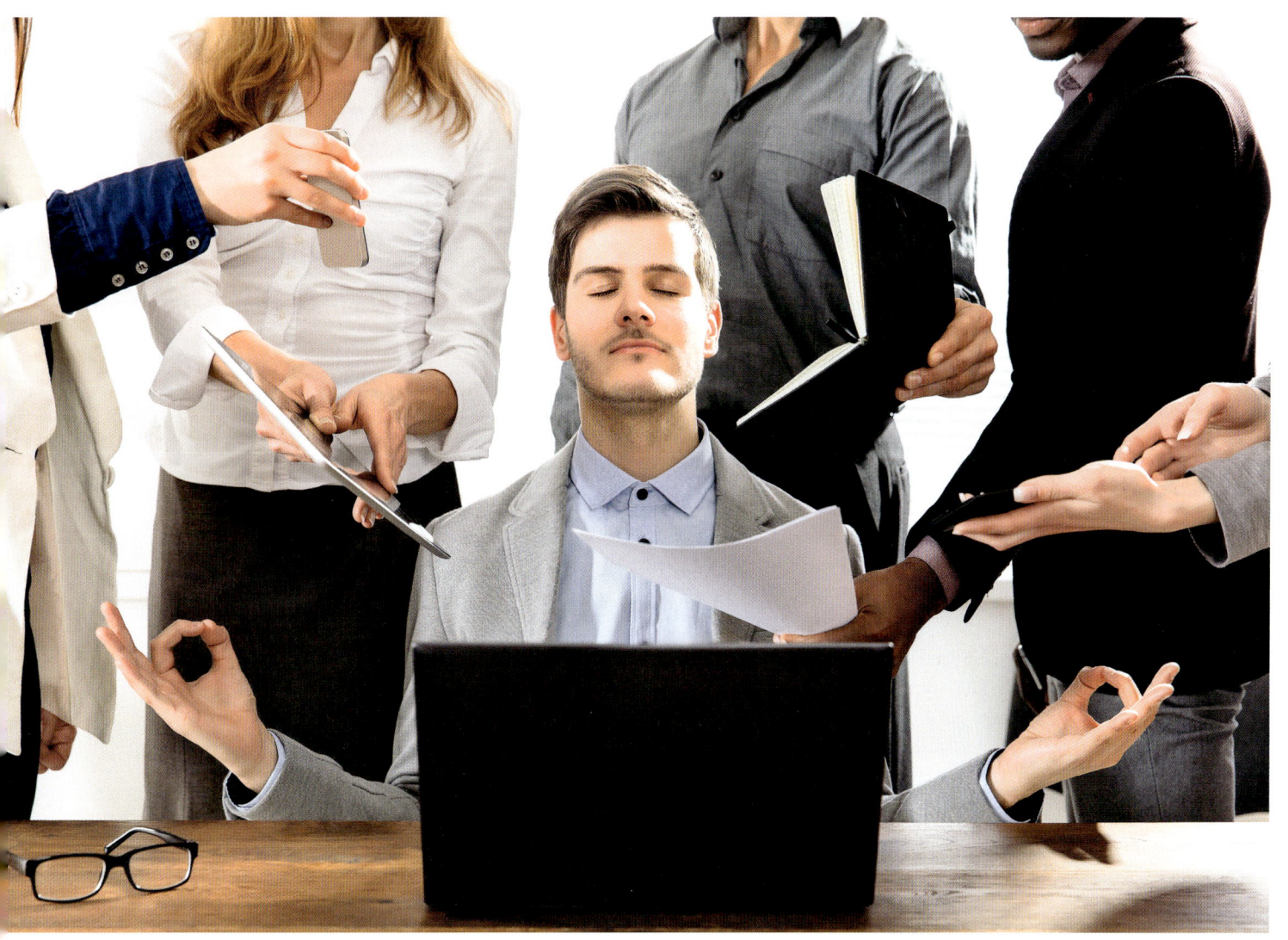

NICHT NUR DIE MENGE MACHT'S
Langsam essen hält schlank

Wie viel Zeit nehmen Sie sich für jede Mahlzeit? Fünf Minuten oder zehn? Wenn es etwas länger dauert, umso besser. Denn wer langsam isst, wird mit weniger satt. Er isst automatisch nicht so viel und schon gar nicht zu viel. Das Sättigungsgefühl setzt erst nach 15 bis 20 Minuten ein.

Wer in sich hineinschlingt, ist bis dahin schon vollgestopft. In Studien haben die Schnellesser zehn Prozent mehr Kalorien aufgenommen. Und wo das Zuviel endet, wissen wir – als Hüftgold.

Langsam essen geht einher mit bewusst genießen. Gemüse, Obst und Fisch schmecken intensiver, wenn es „auf der Zunge zergeht". Und weniger Tempo beim Essen ist eine Wohltat für Magen und Darm. Die Verdauung beginnt schon im Mund.

Deshalb rät die Ernährungswissenschaftlerin Daniela Krehl von der Verbraucherzentrale Bayern: „Zehnmal kauen, bevor man runterschluckt. Erst danach den nächsten Bissen zu sich nehmen. Bestimmte Enzyme im Speichel fangen schon an, Kohlenhydrate aufzuspalten." Es stimmt also: Gut gekaut ist halb verdaut!

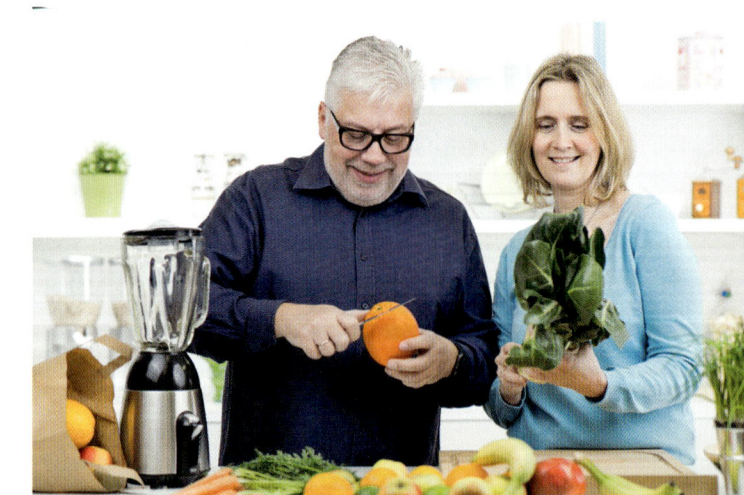

Am PC öfters Mal den Blick schweifen lassen

Wer den ganzen Tag stundenlang auf seinen Bildschirm schaut, der spürt das am Abend – das geht auf den Nacken und gleichzeitig oft ins Auge! Oder genauer in beide Augen. Sie fangen an zu brennen, weil sie zu trocken sind, sprich es fehlt an Tränenflüssigkeit.

Eigentlich regeln das die Augen allein durch den Lidschlag. Der wirkt wie ein Scheibenwischer, der den natürlichen Tränenfilm gleichmäßig über das Auge verteilt. Nur – wer stundenlang konzentriert auf den Monitor oder das Display starrt, der blinzelt automatisch viel zu selten. Schlecht für die Augen also.

Wie oft wir blinzeln, geschieht unbewusst. Aber wir können die Produktion der Tränenflüssigkeit ganz einfach selbst anregen. Wer regelmäßig vor dem PC sitzt, sollte immer wieder mal den Blick schweifen lassen.

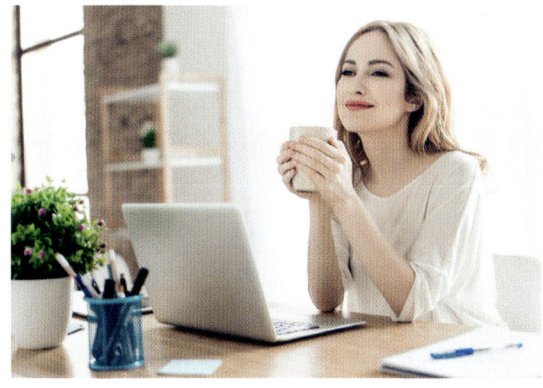

Bewusst woanders hinschauen: aus dem Fenster, auf die Zimmerpflanzen oder das Bild an der Wand oder Sie rollen die Augen oder blinzeln ein paarmal – und schon ist der monotone Computer-Blick unterbrochen. Die Augen können sich erholen. Simpel, aber effektiv.

AKUTE ERKÄLTUNG
So schützen Sie Ihre Augen

Brille oder Kontaktlinsen? Hat ja beides was! Am besten, Sie haben sowohl als auch – vor allem, wenn eine Erkältung im Anmarsch ist. Denn die kann leicht ins Auge gehen.

Wer einen Schnupfen oder Husten auskurieren muss, sollte generell auf seine Linsen verzichten, empfehlen Augenärzte.

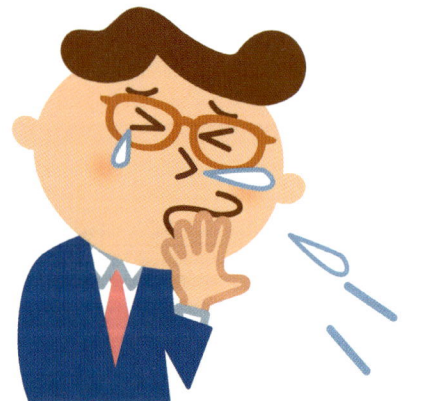

Denn Viren und Bakterien haben in dieser Zeit ein leichtes Spiel, um ins Augeninnere zu gelangen. Dort kann sich dann lokal eine zusätzliche Infektion ausbilden, etwa eine Binde- oder Hornhautentzündung. Als besonders problematisch gelten hier vor allem die weichen Linsen, weil sie durchlässig sind – leider eben auch für Keime.

Diese Gefahr gibt es bei harten Linsen nicht. Trotzdem sollten sie ebenfalls während einer akuten Erkältung oder Grippe tabu sein. Denn schon allein das Hantieren beim Einsetzen und Entfernen ist eine mögliche Infektionsquelle. Schon deshalb, weil Hände die Nummer 1 als Krankheits-Überträger sind.

Deshalb bei einer Erkältung einfach die Brille auf die Nase – so sind die Augen am besten geschützt.

KALTE FÜßE
Senfmehl hilft!

Sie gelten zu Recht als ein typisches Frauenleiden: immer wieder kalte Füße. Oder kennen Sie einen Mann, der darüber jammert?

Gut gemeinte Ratschläge, wie warme Socken anziehen oder die Füße auf die Heizung zu legen, bringen leider nicht wirklich etwas. Wirksam ist dagegen ein altes Hausmittel, das in Vergessenheit geraten ist: Senfmehl. Das gibt es für ein paar Euro in jeder Apotheke.
Und so geht ein wunderbar erwärmendes Fußbad:
Ein bis zwei Esslöffel Senfmehl in heißem Wasser auflösen, und sobald die Temperatur angenehm ist, rein mit den Füßen und an die zehn Minuten drinnen lassen. Ebenso lang, wie das Wasser noch ausreichend warm ist.

Die Wirkung lässt nicht lange auf sich warten. Denn die ätherischen Öle im Senf haben es in sich: Sie regen den Kreislauf und damit die Durchblutung an – bis runter in

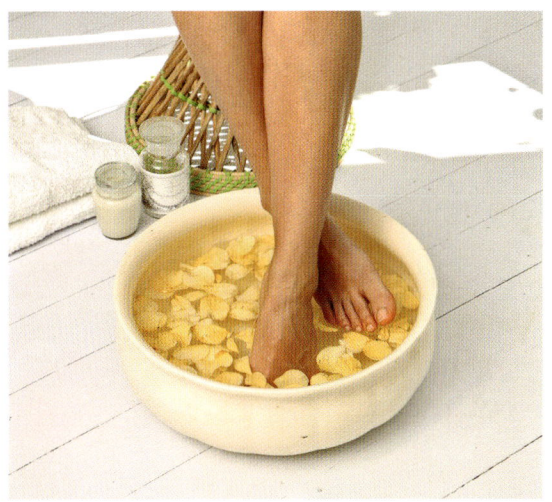

die Fußspitzen. Das Kältegefühl ist deshalb schnell vorbei. Damit das so bleibt, nach dem Abtrocknen gleich Wollsocken anziehen. So hält die wohlige Wärme noch länger an. Senfmehl sei Dank!

HASTE MAL 10 MINUTEN
Schritt für Schritt fit!

Die Weltgesundheitsorganisation empfiehlt: Pro Tag mindestens 30 Minuten Sport, um möglichst lange gesund zu bleiben. Bewegung als Jungbrunnen. Viele können es schon nicht mehr hören. Und sind wir ehrlich: 30 Minuten sind für viele viel zu lang. Fakt ist, fast jeder zweite Deutsche hat mit Sport nichts am Hut. Joggen ist ihm ebenso ein Gräuel wie Trainieren im Fitness-Studio.

Macht nichts: Denn schon weniger bewirkt ebenfalls etwas. Allein zehn Minuten zügiges Spazierengehen trainiert den Kreislauf und die Gelenke. Wer das konsequent täglich macht, verbessert sogar seinen Blutdruck und seine Cholesterin- und Blutzuckerspiegel.

Zehn Minuten. Das klingt auf den ersten Blick nach wenig. Aber es sind zehn Minuten täglich. Und ein wenig anstrengen sollte es schon – nur bequem um den Block schlendern, reicht nicht aus. Optimal ist zügiges Gehen. Oder Walken, Radfahren oder was immer einem Spaß macht. Welche Art von Bewegung, spielt keine Rolle, entscheidend ist nur, dass der Kreislauf auf Touren kommt. Das wirkt auf jede Körperzelle wie eine Sauerstoffdusche.

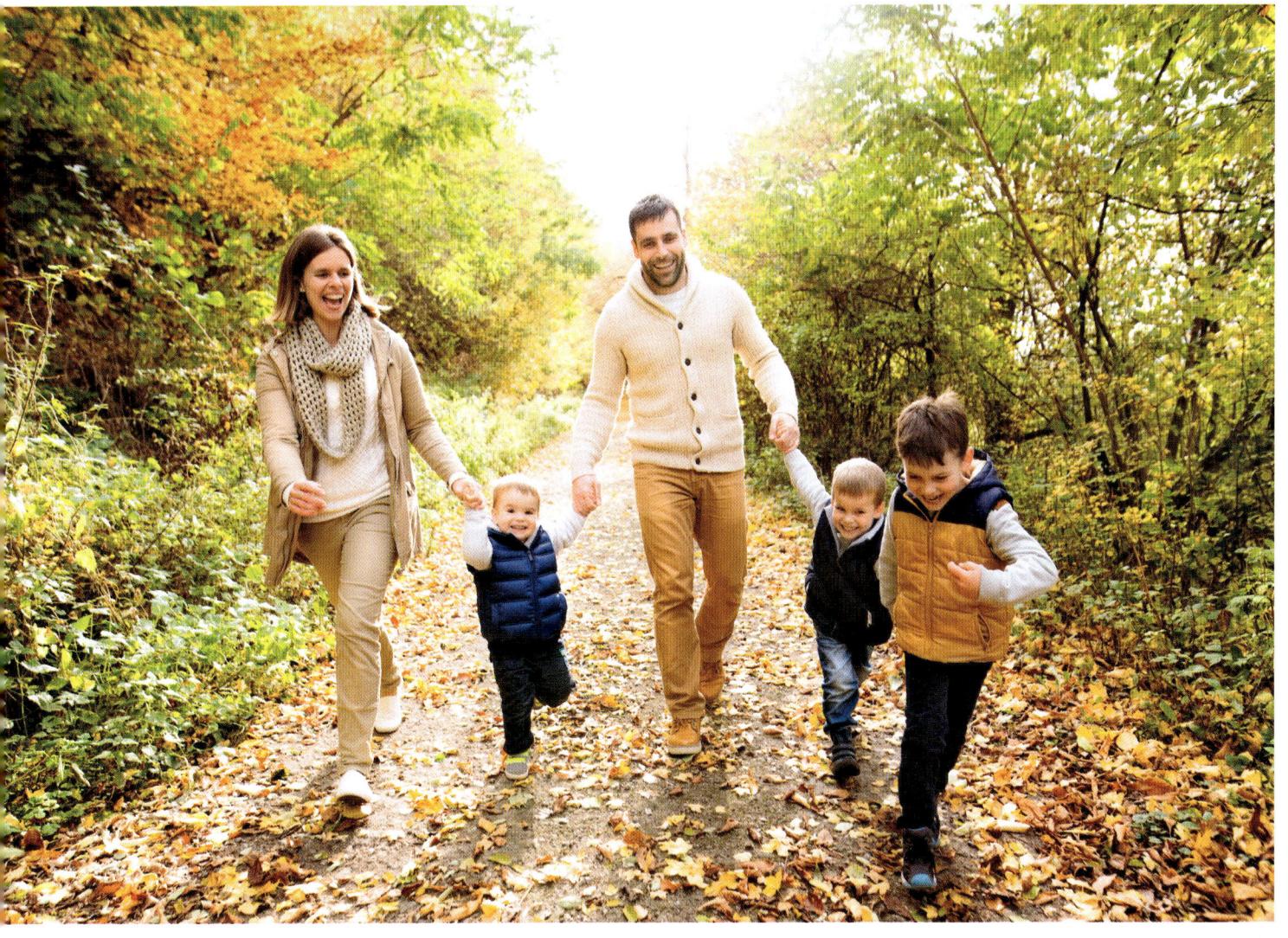

EIN SCHRITTZÄHLER
Ihr Personal-Trainer für die Hosentasche

Haben Sie schon mal Ihre Schritte gezählt? Was so an einem Tag zusammenkommt? Im Durchschnitt sind es um die 5000 bis 6000 Schritte. Das entspricht einer Strecke von vier bis fünf Kilometern.

Und vielleicht sind es ja ab heute mehr. Dank eines Schrittzählers! Der zählt nicht nur jeden Schritt, sondern motiviert Sie, noch mehr zu schaffen.

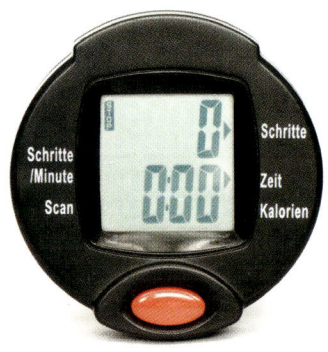

Er ist kleiner als eine Zündholzschachtel und lässt sich zum Beispiel bequem am Gürtel tragen – für den Fall, dass Sie mal ohne Handy unterwegs sind. Denn dort ist von Haus aus einer installiert.

Egal, ob analog oder digital, gezählt wird alles: Treppensteigen, Fahrradfahren oder einfach spazieren gehen.

Optimal ist es, wenn Sie 10.000 Schritte am Tag schaffen. Das ist genau das Pensum, das die Weltgesundheitsorganisation empfiehlt. Klingt nach viel, aber Sie werden merken, das macht richtig Spaß.

Plötzlich drehen Sie noch eine Runde mehr oder bauen bewusst einen Umweg ein. Ein Schrittzähler – vielleicht das kleinste Fitness-Gerät überhaupt. Und Sie wissen ja: Jeder Schritt zählt ...

ZEITUMSTELLUNG
Immer schön im Rhythmus bleiben

Jedes Jahr Ende März ist es soweit: die Umstellung auf die Sommerzeit! Die Uhren werden um eine Stunde vorgestellt. Diese fehlende Stunde geht vielen in den darauffolgenden Tagen, mitunter sogar Wochen, spürbar ab. Sie fühlen sich schlapp, müde und sind einfach schlechter drauf als vorher.

Es geht aber auch anders – durch einen kleinen Trick: Setzen Sie bewusst mit einem eigenen Tages-Rhythmus dagegen. Auch wenn die Uhren offiziell jeweils erst Sonntag früh um zwei Uhr umgestellt werden, beginnen Sie schon einige Tage, vielleicht sogar noch früher mit Ihrer individuellen Zeitumstellung: Machen Sie alles zum Beispiel eine halbe Stunde früher als sonst: Aufstehen, zu Mittag essen und abends zu Bett gehen. So fällt der Übergang sanfter aus.

Schlaf-Experten empfehlen außerdem: Sobald Sie aufwachen, gleich Licht ins Zimmer reinlassen. Dann bildet der Körper viel vom Glückshormon Serotonin. Schon dadurch sind Sie vitaler, und dem Mini-Jetlag, der Frühjahrsmüdigkeit, schlagen Sie ganz nebenbei auch noch ein Schnippchen.

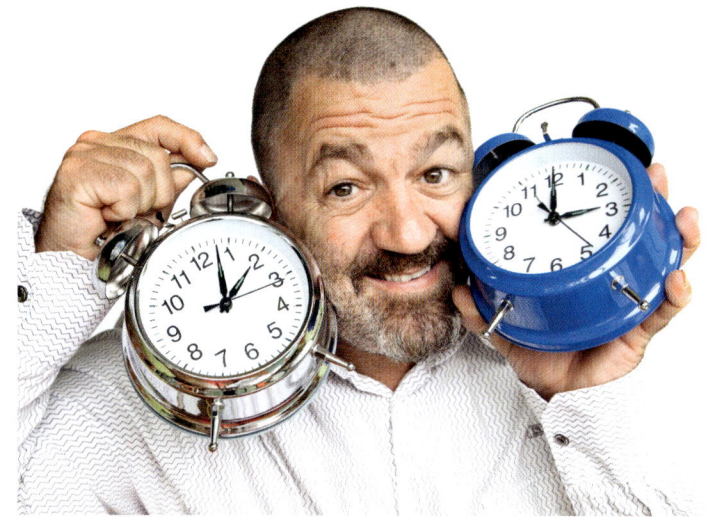

AUGENTROPFEN
So geht nichts daneben

Augen- und Nasentropfen gegen Heuschnupfen-Beschwerden sind ein Renner in den Apotheken. Bei Nasentropfen ist die Sache einfach: Ein Sprühstoß und die Sache hat sich.

Ganz anders ist es bei Augentropfen. Hier haben viele Probleme: Entweder sie kneifen verkrampft die Augen zu oder reißen sie extra weit auf. Beides ist im wahrsten Sinne nicht zielführend. Dabei ist das Handling denkbar einfach – mit diesem kleinen Tipp: Damit das Mittel exakt ins Auge kommt, heißt es zuerst – klingt verrückt – das betreffende Auge zu schließen, empfiehlt der Apotheker Dr. Peter Sandmann: „Am besten ist es, sich kurz hinzulegen und dann einen Tropfen direkt auf die Innenseite, also auf der Nasenseite, auf das geschlossene Auge zu platzieren. Erst jetzt das Auge öffnen und einmal

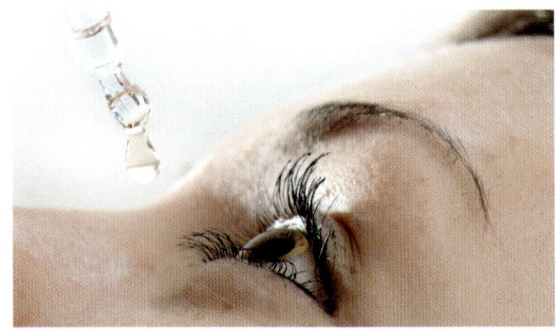

mit dem Augapfel hin- und herrollen, und schon ist es alles drin!" Eine Punktlandung ohne Danebentropfen und ohne tränende Augen. Einfacher geht's wirklich nicht.

Hygiene ist bei einem gereizten Auge das oberste Gebot. Deshalb sind Einmal-Dosen am sichersten.

Gehirnjogging durch Schnüffeln

Heute schon gejoggt? Nicht mit den Laufschuhen, sondern mit der Nase! Schnüffeln Sie Ihr Gehirn fit! Forscher nennen das „Gehirnjogging mit Düften". Das trainiert Ihren Geruchssinn, der im Lauf der Jahre kontinuierlich abnimmt. Aber Sie können zumindest dem Abbau etwas gegensteuern.

Das Riechen trainieren und gleichzeitig das Gehirn fit machen – das geht Hand in Hand, sagt der Mediziner Prof. Hanns Hatt: „Denn die Riechzellen in der Nase senden elektrische Strompulse an viele Stellen im Gehirn: ans Erinnerungszentrum, an das Emotionszentrum, wo sich das Bewusstsein und alles, was wir denken und überlegen, abspielt. Und alles, was sich an elektrischen Aktivitäten im Gehirn ereignet, trainiert gleichzeitig unsere grauen Zellen."

Dazu brauchen Sie nicht einmal das Haus zu verlassen. Der einfache Tipp – gezielt schnüffeln: morgens im Bad an Shampoos und Cremes. Oder auf dem Balkon, im Garten bewusst den Duft von Blumen, Bäumen und Kräutern wahrnehmen. Oder durch die Wohnung spazieren: In der Küche riecht es anders als im Wohnzimmer.

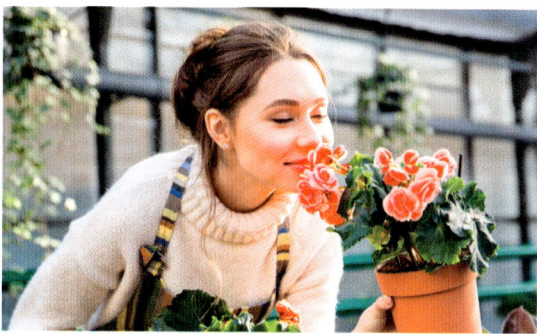

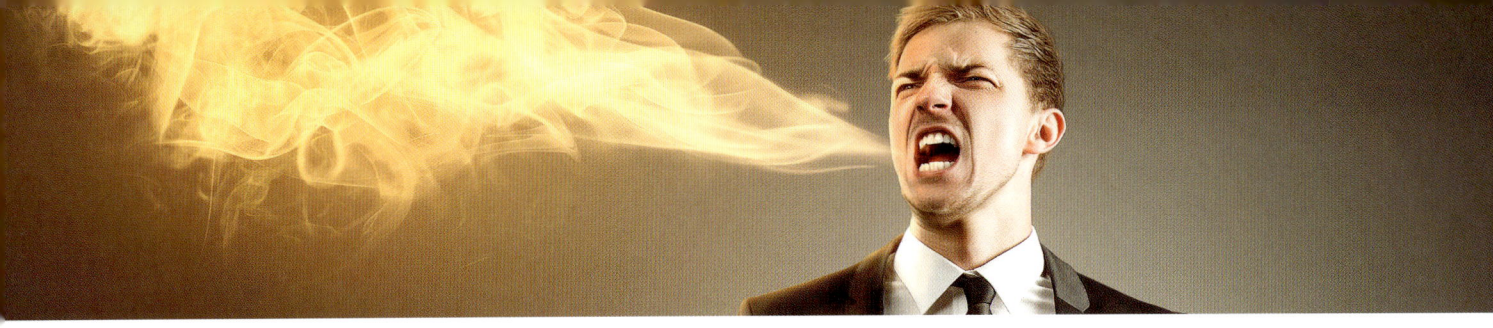

SAUER GAR NICHT LUSTIG
Das hilft gegen Sodbrennen

Advent und Weihnachten ist Schlemmerzeit. Lebkuchen, Zimtsterne, Vanillekipferl – wem läuft da nicht das Wasser im Mund zusammen. Aber regelmäßig Süßigkeiten und üppige Mahlzeiten rächen sich – nicht nur auf der Waage. Vielen stößt es sauer auf: Sodbrennen. Gut, dass sich das Zuviel der ätzenden Magensäure mit einigen Hausmitteln gut in den Griff bekommen lässt.

Viele schwören auf Milch. Sie puffert tatsächlich die Säure ab ebenso wie trockene Haferflocken oder ein Haferschleim. Leinsamen verschafft ebenfalls Linderung, erklärt die Ernährungswissenschaftlerin Daniela Krehl von der Verbraucherzentrale Bayern: „Bewährt hat sich, einen Teelöffel Leinsamen mit 100 Milliliter Wasser anzusetzen. Die Schleimstoffe gelangen ins Wasser und kleiden den Magen aus. So ist er vor der Säureattacke geschützt."

Allerdings gibt es kein Allheilmittel gegen Sodbrennen. Jeder reagiert anders. Deshalb: Ausprobieren, was hilft. Wer jedoch regelmäßig Sodbrennen hat, sollte die Ursachen von einem Arzt abklären lassen.

KÄLTEKOPFSCHMERZ
Eisgenuss mit Nebenwirkung

Trotz aller Kreationen vom Spinat- bis zum Tiramisu-Eis – die Klassiker Erdbeer-, Vanille- und Schokogeschmack sind nach wie vor top bei uns Deutschen. Und weil es so gut schmeckt, beißen manche ungestüm in ihre Eisportion – aber statt Genuss verspüren sie urplötzlich nur einen Höllenschmerz im Kopf.

Die Ursache ist der Kältereiz im Mund. Das Eis – mit einer Temperatur um die 4 Grad – kühlt den Gaumen sekundenschnell stark ab. Nerven schicken eine Eilmeldung ans Gehirn: „Gaumen unterkühlt", darauf weiten sich die Blutgefäße, es fließt mehr Blut ins Gehirn. Und dieser schnell steigende Druck macht sich durch den blitzartigen Schmerz an der Stirn bemerkbar. Das Gleiche kann auch bei einem eisgekühlten Getränk passieren.

Dann jeweils schnell mit der Zunge gegen den Gaumen drücken oder etwas Warmes trinken. Dieses – oft Hirnfrost genannte – Phänomen lässt sich leicht vermeiden: Anfangs das Kalte nicht an den Gaumen kommen lassen, sondern nur in kleinen Schlucken trinken oder das Eis gaaaanz langsam in Mini-Häppchen essen. So haben Sie gleich noch mehr vom Eis!

RAUS BEI WIND UND WETTER
Aber nie oben ohne!

Wie trainieren wir am besten unser Immunsystem? Raus aus der warmen Stube – selbst bei Kälte, Regen und Schnee. Das ist mit das beste Training für unsere Blutgefäße. Allerdings nur, wenn Sie entsprechend angezogen sind! Denn Sie wissen ja: Schlechtes Wetter gibt es nicht, nur falsche Kleidung.

Oberstes Gebot neben wasserdichten Schuhen: Nicht ohne warme Mütze und Schal das Haus verlassen. Das gilt erst recht, wenn Sie immer mal wieder Kopfschmerzen, ja vielleicht sogar Migräne haben – darauf macht der Berufsverband Deutscher Neurologen aufmerksam.

Bei Wind und Minustemperaturen verkrampft sich leicht die Schädelmuskulatur und das allein kann schon einen Kopfschmerz auslösen. Sind aber Kopf und Nacken schön warm eingepackt, bleiben die Muskeln locker und entspannt und eine konstante Durchblutung dieser empfindlichen Region ist garantiert.

Ein Schal hat noch weitere Vorteile: Er wirkt wie ein Schutzschild vor der eiskalten Luft. Das entlastet gleichzeitig die Atemwege und das Herz.

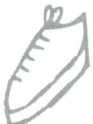
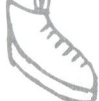

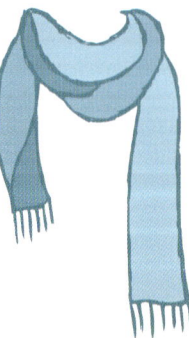

STOPP!
So ist Nasenbluten schnell vorbei

Es kommt plötzlich und ohne Vorwarnung: Nasenbluten.

Es ist meist völlig harmlos und wird allein schon durch heftiges Schnäuzen ausgelöst. Dass das Blut dann so reichlich fließt, liegt daran, dass unser Riecher so gut durchblutet ist.

Was tun, damit die Blutung rasch gestoppt wird? Als Kind haben viele gelernt: Hinlegen und einen nassen Waschlappen in den Nacken legen.

Das mit dem Hinlegen ist inzwischen überholt. Denn so besteht die Gefahr, dass man Blut schluckt oder sich sogar daran verschluckt. Und allein vom Blutgeschmack wird empfindlichen Personen schlecht.

Optimal ist es dagegen, sich aufrecht hinzusetzen und den Kopf leicht nach vorne zu beugen. In dieser Haltung kann das Blut gut abfließen. Zusätzlich können Sie mit Daumen und Zeigefinger auf den betreffenden oder beide Nasenflügel drücken.

Auch empfehlenswert: Etwas Kühles, etwa eine Kaltkompresse oder einen nassen Waschlappen, in den Nacken zu legen. Durch die Kälte ziehen sich die Blutgefäße in der Nasenschleimhaut zusammen, das fördert die Blutstillung.

FÜSSE HOCH
So pushen Sie Ihren Kreislauf

Die Beine auf den Tisch legen – nicht gerade die feine Art. Zumindest in der Öffentlichkeit. Aber daheim sollten Sie genau das öfter tun. Es entspannt sofort und ist optimal für die Venen. Sie haben den anstrengenden Job, verbrauchtes Blut zurück zum Herz zu bringen, teils entgegen der Schwerkraft.

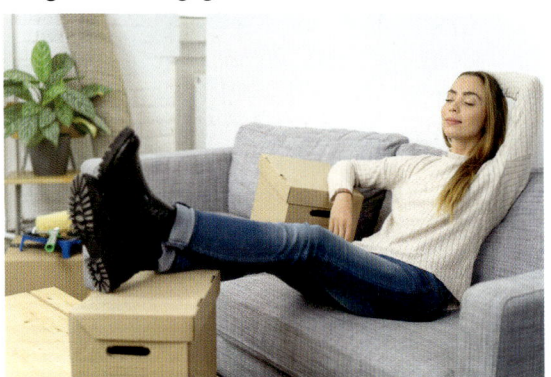

Für alle, die tagsüber viel am Schreibtisch sitzen oder im Geschäft stehen müssen, ist es eine Wohltat: die Beine nicht nur auf einen Schemel oder Hocker, sondern richtig hoch – über Beckenhöhe – zu legen. Das empfehlen Mediziner der Sporthochschule Köln.

Im Beckenraum sammeln sich die Blutgefäße. Und mit jedem Hochlagern erleichtern wir den Rückfluss im Gefäßsystem und unterstützen damit die Muskelpumpe in den Beinvenen.

Entscheidend dabei ist, dass sich die Fußspitzen wirklich über Beckenhöhe befinden. Jeweils fünf Minuten reichen völlig aus. Mit einem anderen Venentraining können Sie schon morgens im Bett beginnen: Im Liegen Radfahren, so an die 20 Drehungen in der Luft. Das pusht den Kreislauf schon vor dem ersten Kaffee.

DIE GRÜNE LUNGE
Optimales Raumklima durch Pflanzen

Egal, ob Wohnzimmer oder Büro – Grünpflanzen verbessern das Raumklima. Als natürliche Luftbefeuchter helfen sie mit, die ideale Luftfeuchtigkeit von 40 bis 60 Prozent zu erreichen. Unter Sonnenlicht wandeln sie Kohlendioxid in Sauerstoff um.

Aber planlos etwas Grünes kaufen, davon rät Jürgen Herrmannsdörfer ab. Der Experte des Fachverbandes Raumbegrünung und Hydrokultur: „Jede Pflanze hat ihren individuellen Lichtbedarf. Der Papyrus etwa ist ein ausgesprochener Lichtliebhaber und fühlt sich in einem Nordzimmer unwohl. Er braucht ein lichtdurchflutetes Südzimmer mit 2000 Lux aufwärts."

Der Philodendron dagegen eignet sich für überall, denn sein Lichtbedarf hängt jeweils von der Sorte ab. Also vor dem Kauf nachfragen.

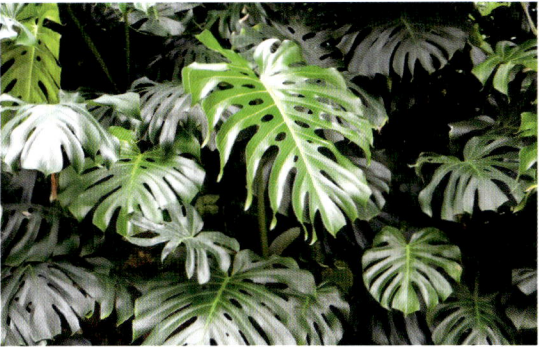

Zusätzlich richtige Schadstoffschlucker sind Efeutute und Grünlilie. Sie brauchen nur wenig Licht. Ihr großes Plus: Sie bauen Nikotin ab. Das Einblatt (Spathiphyllum) macht Formaldehyd- Ausdünstungen unschädlich. Es ist ebenfalls mit wenig Licht zufrieden. Aber je mehr Licht es hat, desto blühfreudiger ist es

KRÄCHZ!
Summen schont die Stimme

Vielredner kennen das – nach einem anstrengenden Tag ist die Stimme am Abend oft heiser, bei Lehrern ebenso wie Verkäuferinnen oder Mitarbeitern in einem Callcenter. Bei Heiserkeit gibt es nur eine wirksame Regel: Reden ist Silber, Schweigen ist Gold! Durch konsequentes Schweigen kann sich die Stimme schnell erholen.

Aber besser, so weit kommt es erst gar nicht. Deshalb vorbeugen, und dazu gibt es eine ebenso einfache wie ideale Stimmübung: Summen! Immer mal wieder und am besten gleich in der Früh. Wer auf dem Weg zum Bus oder im Auto ein wenig vor sich hin summt, pendelt so seine Stimme gut ein. Die Stimmlage wird automatisch etwas tiefer. Und eine tiefere belastet die Stimmbänder weniger als eine hohe Kopfstimme.

Tagsüber regelmäßig etwas trinken, damit die Schleimhäute schön feucht bleiben. Trockene Heizungsluft oder eine Klimaanlage bewirken eher das Gegenteil, deshalb regelmäßig einen Schluck trinken. Und kurz vor einem Vortrag oder der Geburtstagsrede bewusst ein paarmal herzhaft gähnen. Das entspannt den gesamten Rachenraum und umso vollmundiger sprechen Sie anschließend ...

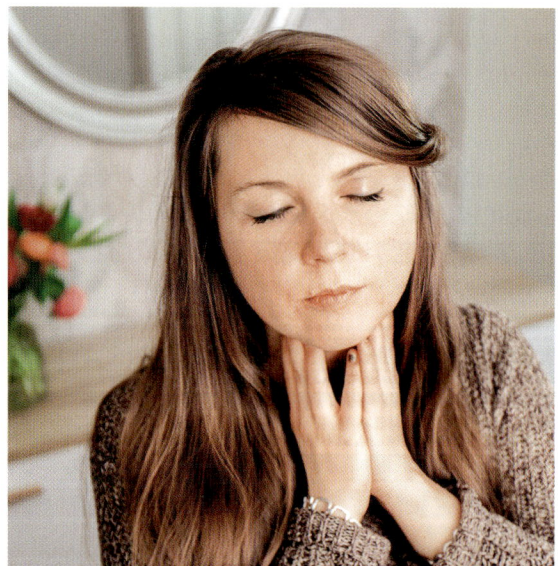

PFLASTER
Für jedes Wehwehchen das richtige

Wunden heilen am besten an der Luft? Das gilt nur für sehr kleine Wunden. Ansonsten ist ein Pflaster der beste Schutz – atmungsaktiv oder wasserabweisend, die Auswahl ist enorm. Rund einen halben Meter verbraucht jeder von uns pro Jahr.

Eine falsche Bewegung beim Gemüseschneiden, schon ist es passiert. Hier reicht ein Heftpflaster – vorher die Wunde unter laufendes Wasser halten und desinfizieren.

Bei einem tieferen Schnitt ist ein Hydrokolloid-Pflaster optimal, weil es die Wundflüssigkeit aufsaugt. Bekannt ist es auch als Blasenpflaster. Die Blase nicht aufstechen, sondern nur mit dem Pflaster abdecken.

Mit Kindern auf den Spielplatz – da nehmen Eltern oft ein Sprühpflaster mit. Es ist praktisch, aber nicht die erste Wahl. Denn es eignet sich nur für saubere Wunden. Um den Sandkasten herum ist das eher selten. Deshalb die Wunde reinigen und ein herkömmliches Pflaster nehmen.

Pflaster wegmachen und schauen, wie alles verheilt? Besser nicht. Mit jedem Öffnen wird die natürliche Schutzschicht zerstört, die sich allmählich bildet. Ein Pflaster kann zwei bis drei Tage draufbleiben.

Praktisch sind Pflaster mit Wirkstoffen, die über die Haut in den Körper gelangen. Aber speziell bei Schmerzpflastern soll die Hautstelle mit dem Pflaster vor direkter Sonne geschützt sein. Sonst besteht das Risiko einer Überdosierung, weil der Wirkstoff zu schnell ins Blut gelangt.

MUSKELKATER
Wärme verschafft Linderung

Eine ausgedehnte Bergwanderung, eine lange Fahrradtour oder ein ungewohnt intensives Training – die typische Spätfolge: ein Muskelkater. Aber warum erst am übernächsten Tag?

Beim Sporteln werden die Muskeln überlastet, dadurch bilden sich kleinste Risse im Gewebe. In diese Risse dringt nach und nach Wasser ein. Das dauert etwas. Wenn sich dann das Wasser in den Muskelfasern ausdehnt, fängt es an, weh zu tun.

Das wirksamste Mittel dagegen ist Wärme, sie lindert spürbar den Schmerz. Egal, ob ein heißes Bad oder eine Wärmflasche, durch den Wärmereiz verbessert sich die Durchblutung und das fördert die Heilung der Mini-Muskelrisse. Der beste Schutz vor dem nächsten Muskelkater ist ein moderates Training, das sich langsam steigert.

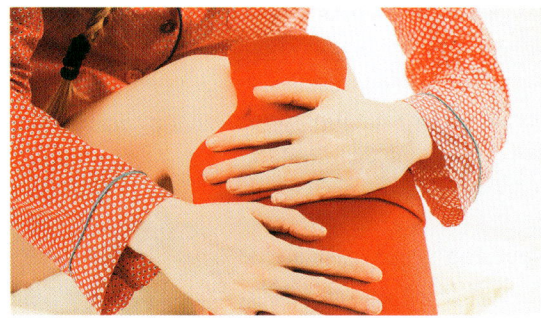

Die Bezeichnung „Muskelkater" kommt ursprünglich von „Katarrh", was so viel wie Entzündung bedeutet. Der Muskel wird also nicht sauer, weil sich zu viel Milchsäure gebildet hat. Sauer wird höchstens der Betroffene, weil es ihn ein paar Tage in den Waden oder Armen „zwickt".

ERKÄLTUNGSMITTEL
Viel hilft nicht viel

Wie oft fassen wir uns am Tag ins Gesicht? Zehnmal? Zwanzigmal? Viel mehr, im Schnitt sind es an die hundertmal. Deshalb ist es ein Leichtes für Viren, über Augen, Mund und Nase eine handfeste Erkältung auszulösen. Und dann, nichts wie in die Apotheke? Aber was hilft?

Es gibt 200 verschiedene Erkältungs-Viren. Eigentlich logisch, dass es gegen sie alle nicht ein einziges Allheilmittel geben kann. Das sind demnach auch nicht die viel beworbenen Kombinationspräparate. Sie sollen gleichermaßen gegen Husten, Fieber und Schnupfen helfen. Das halten Arzneimittel-Experten für Unsinn. Ein Kritikpunkt ist der oft hohe Alkoholgehalt, der die Wirkung der Einzelsubstanzen verstärkt.

Sinnvoller sind Einzelprodukte: ein Nasenspray gegen eine laufende Nase und/oder ein Hustenblocker bei einem trockenen Reizhusten. Die Vorteile sind offensichtlich: Jedes Mittel für sich wirkt gezielt gegen die jeweiligen Beschwerden. Und selbst wenn Sie mehrere Mittel kaufen, ist das meist billiger als die vermeintlichen Alleskönner Kombinationspräparate.

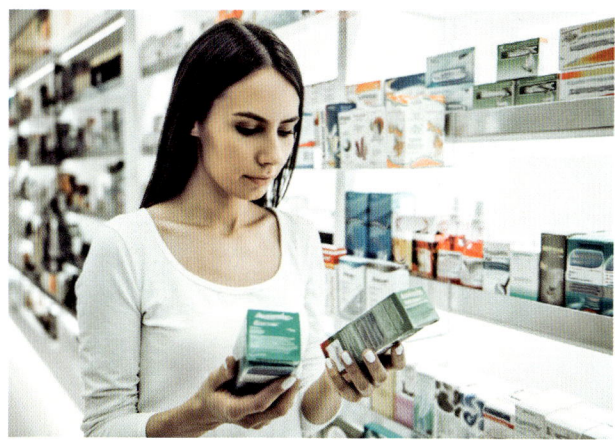

GESUNDE FÜSSE
Trainierte Muskeln statt gedämpfter Schuhe

Auf Haare, Gesicht und Hände achten die meisten penibel. Die Füße aber sind oft vernachlässigt. Leicht sichtbar an viel Hornhaut, Rötungen, Druckstellen oder ausgeprägten Verformungen wie Hallux Valgus und Hammerzehen. Die Ursache ist eine dauernde Fehlbelastung. Die fängt bei den Schuhen an.

Möglichst gut gedämpft und gepolstert sollen sie sein. Das hält der Fußexperte Carsten Stark für falsch. Im Gegenteil, Füße sollen nicht geschont, sondern gefordert werden. Stark: „Nur so arbeiten die Muskeln und der Fuß kann sich aufrichten. Bei zu viel Dämpfung fehlt der Widerstand, die Fußmuskulatur wird immer schwächer. Fußgesundheit beginnt damit, auch auf unebenen Böden barfuß zu laufen, auf Kieselsteinen oder einem ausgelegten Seil in der Wohnung. Oder alte Tennisbälle durchschneiden und darauf balancieren."

Und für den Abend empfiehlt Carsten Stark diese Entspannungsübung: „Den großen Zeh in die Hand nehmen, sanft nach vorne ziehen und kreisen." Die Bewegung in alle Richtungen trainiert das Zehengelenk, das sonst gefangen in oft zu engen Schuhen passiv vor sich hin leidet.

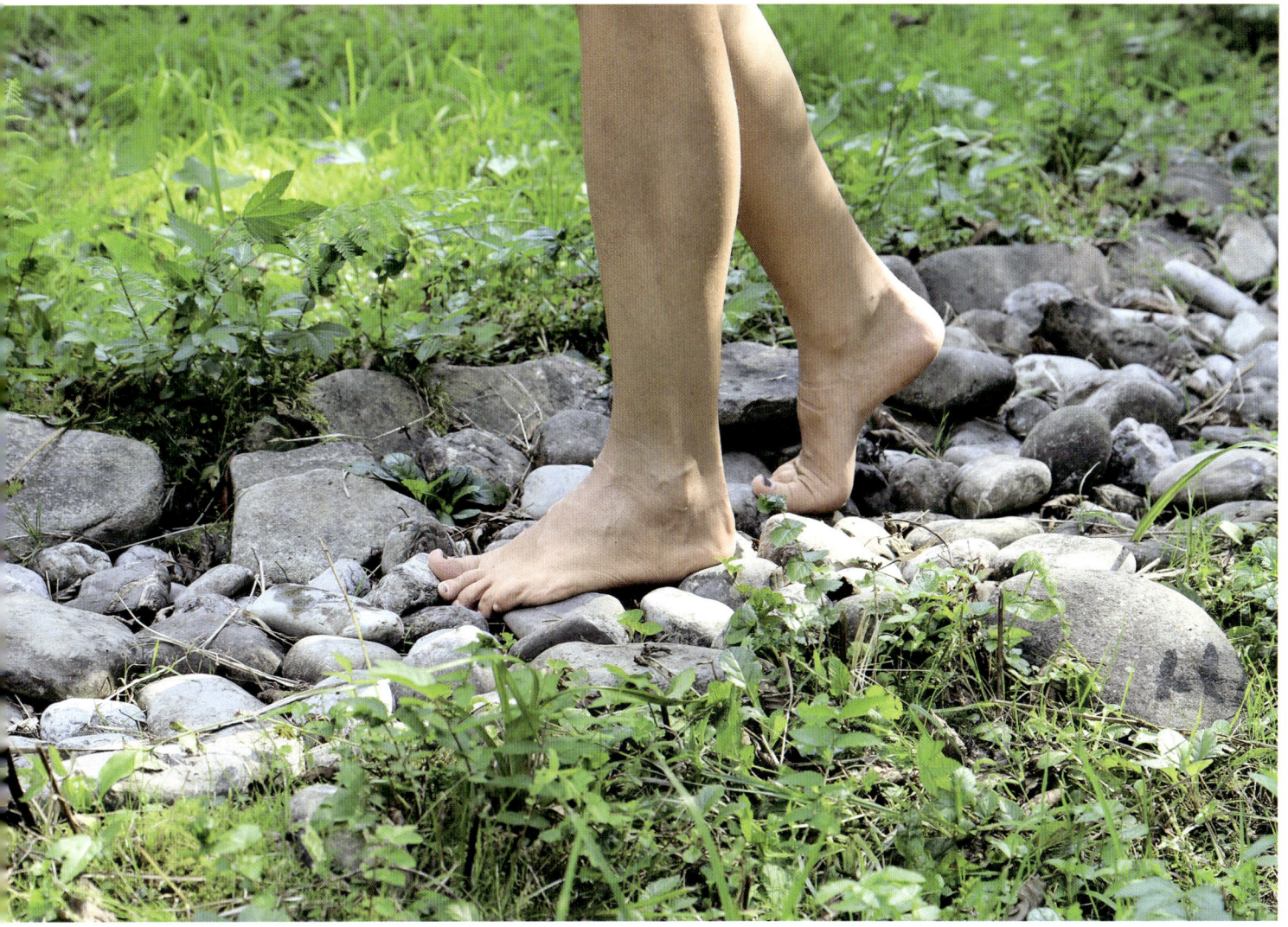

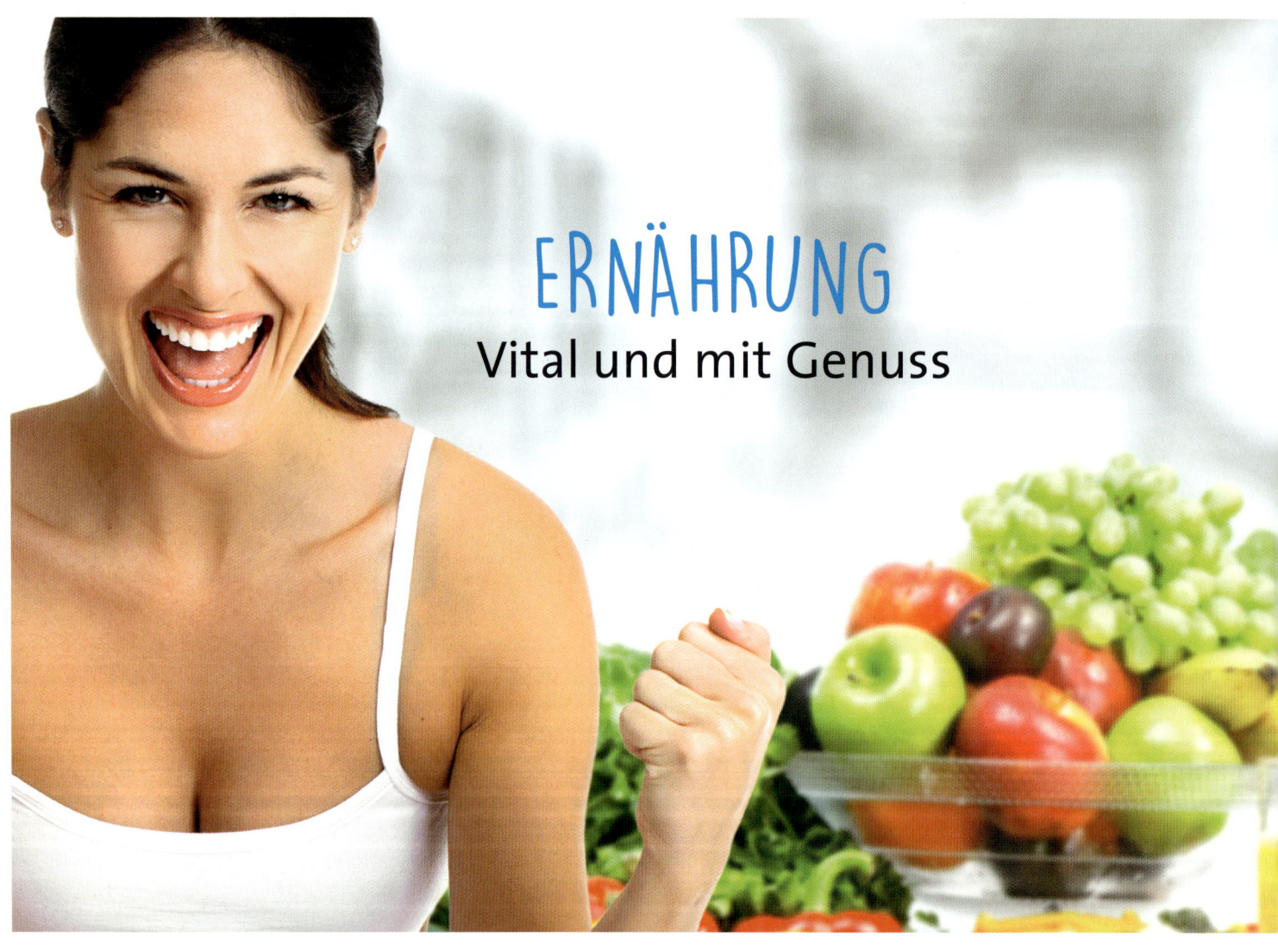

ERNÄHRUNG
Vital und mit Genuss

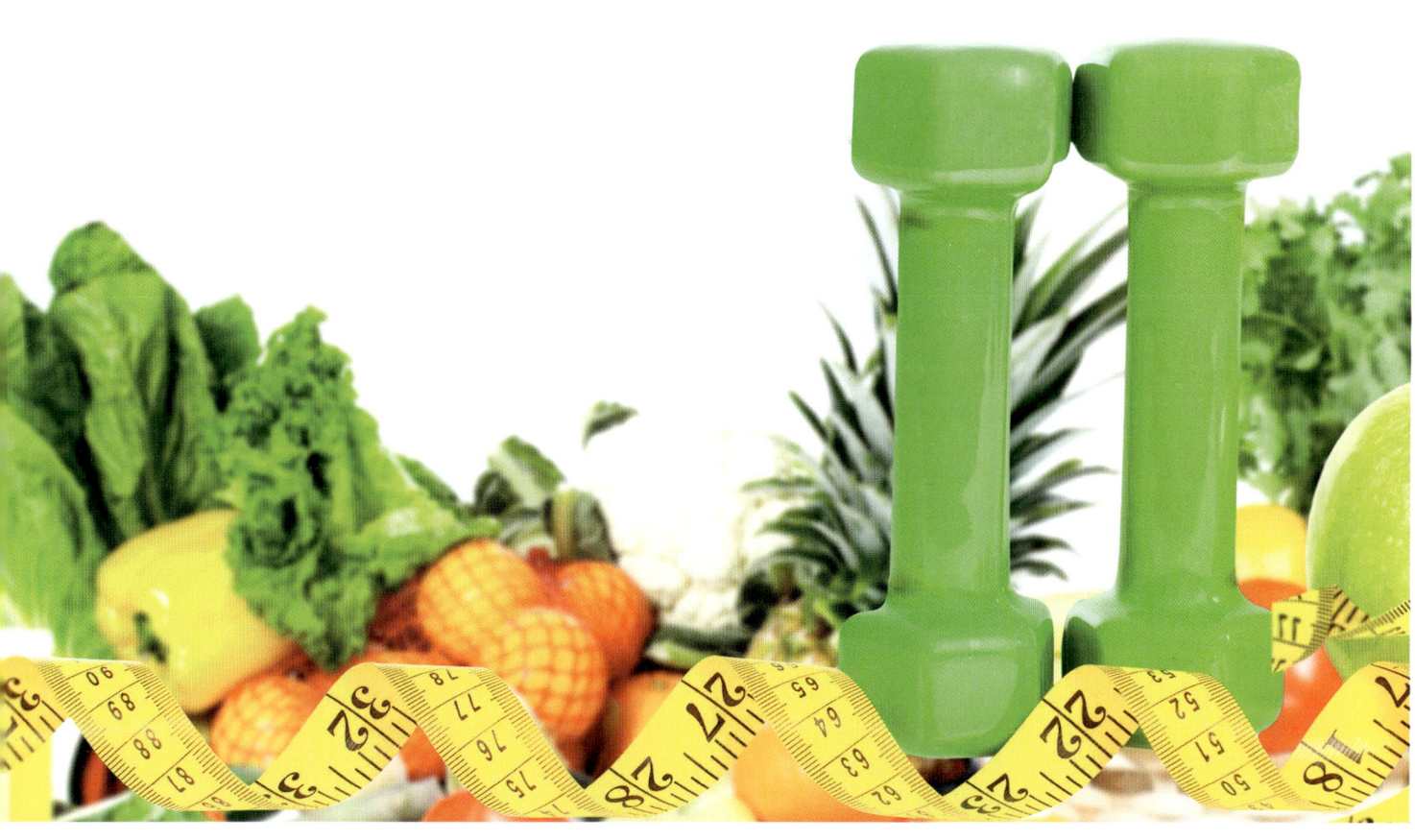

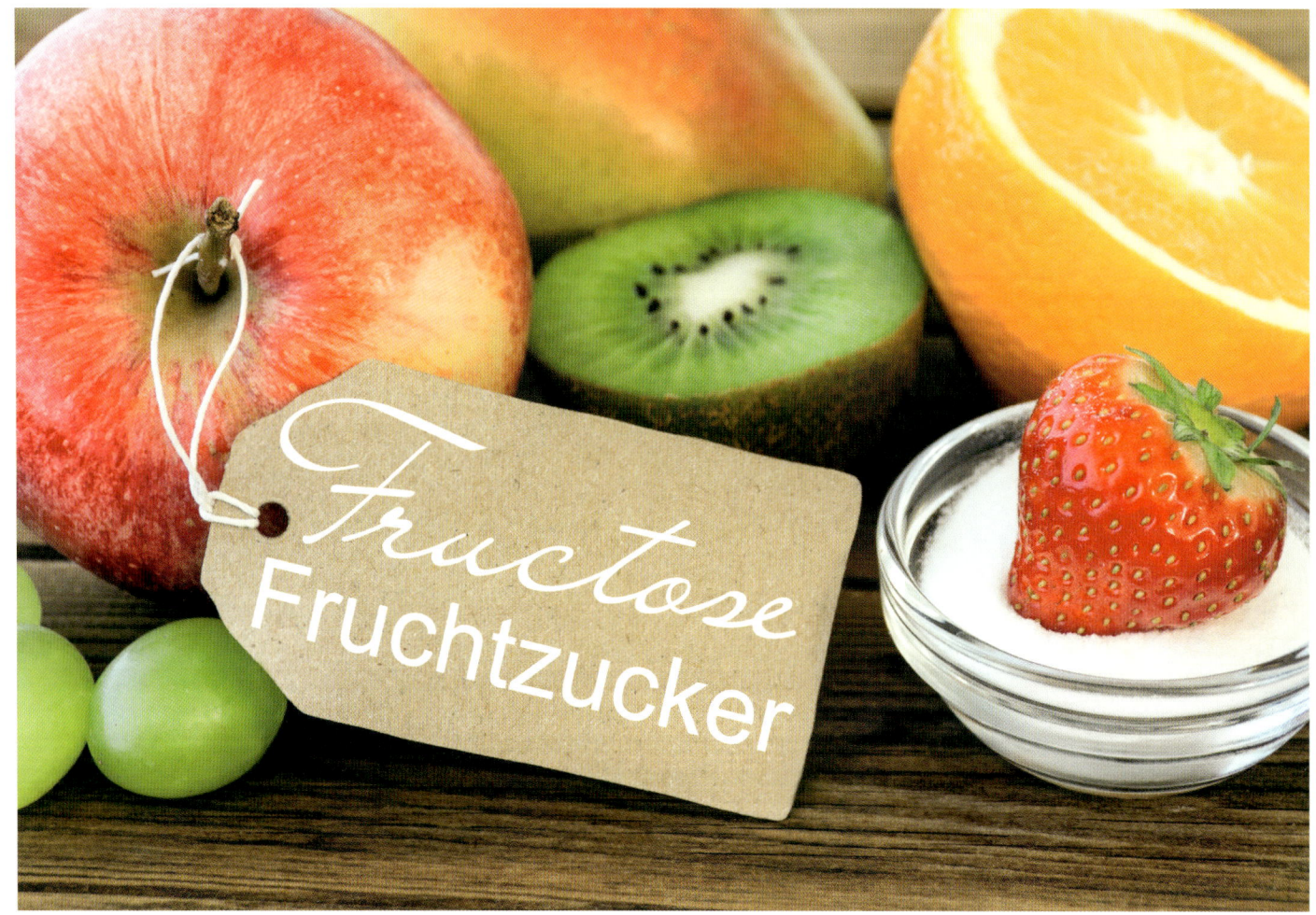

Fructose
Fruchtzucker

VERWIRREND
Ungesund süß, obwohl zuckerfrei?

Nur wo Zucker draufsteht, ist auch Zucker drin? Schön wär's.

Zu viel Zucker ist ungesund. Deshalb kaschieren Hersteller gerne den wahren Zuckergehalt. Statt Zucker heißt es dann: Saccharose, Sucrose, Rohr- oder Rübenzucker. Gemeint ist immer dasselbe: Haushaltszucker.

Dazu kommt, dass es unterschiedliche Zuckerarten gibt: Laktose, Maltose und Traubenzucker, der auch Glucose und Dextrose heißt. In einer Packung Fruchtgummi finden sich z.B. Glucose-Sirup, Fructose beziehungsweise Fruchtsüße und Invertzucker-Sirup.

Ist Fruchtzucker der gesündere Zucker?
Leider nein! Fruchtzucker (Fructose) klingt gesund nach Obst. Hat aber mit der natürlichen Süße in Früchten nichts zu tun. Der Fruchtzucker in verarbeiteten Lebensmitteln stammt aus billiger Maisstärke und ist ein Dickmacher, der nicht sättigt. Deshalb können wir gar nicht genug bekommen von Fruchtsaftgetränken, Gebäck und Schokolade und füllen so auf Dauer unsere Fettdepots.

Tipp für den Check der Zutatenliste: Alles, was mit „-sirup" oder „-ose" endet, meint eine Zuckerverbindung.

Erstaunlich, wo überall Zucker drin ist:
....
In Chips, im Ketchup, in Fertigsaucen, Fischkonserven und -salaten, im Joghurt und im Senf z.B.

NICHT JEDER APFEL „KEEPS THE DOCTOR AWAY"
Die Sorte macht's

Äpfel sind das Lieblingsobst der Deutschen – durchschnittlich 35 Kilo futtert jeder von uns im Jahr.
„An apple a day keeps the doctor away" – sagen die Engländer. Frei übersetzt: Ein Apfel am Tag hält gesund. Nur: Nicht alle Apfelsorten sind gleich gesund. Besonders empfehlenswert sind alte Sorten, weil sie besonders viele sogenannte Polyphenole enthalten. Diese Inhaltsstoffe schützen den Apfel vor Fraßfeinden in der Natur und unsere Zellen im Körper. Schade, dass sie Apfelzüchter mehr und mehr aus den neuen Sorten herauszüchten.

Denn die natürlichen Schutzstoffe haben ihrer Meinung nach zwei Nachteile: Sie sind verantwortlich für einen säuerlichen Geschmack und dafür, dass sich ein aufgeschnittener Apfel braun verfärbt.

Beides stört angeblich die meisten Konsumenten. Wer nicht so empfindlich ist: Gerade die alten Sorten enthalten viele gesunde Inhaltsstoffe: Eifeler Rambur, Roter Boskoop, Goldparmäne und Roter Eiserapfel. Sie haben noch ein zusätzliches Plus: Allergiker vertragen sie oft besser als moderne Züchtungen.

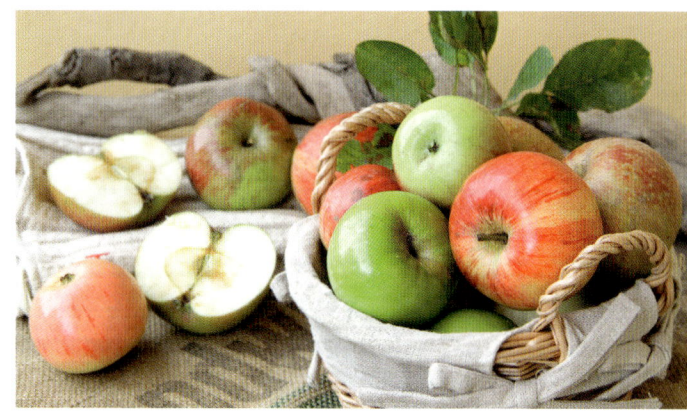

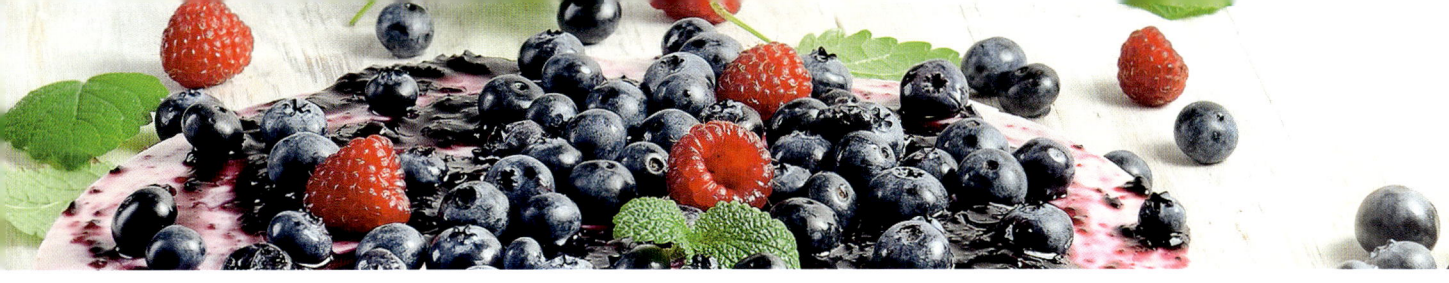

SÜSSES NASCHEN
und trotzdem Kalorien sparen

Gut, aber kalorienarm backen – das geht. Mit ein paar Tricks lassen sich traditionelle, aber leider oft reichhaltige Rezepte problemlos abändern.

Denn Kuchen und Torten schmecken genauso gut, wenn Sie ein wenig variieren. Beispiel Butter. Ein wunderbarer Geschmacksträger, aber leider eine Kalorienbombe: 100 g enthalten 741 kcal. Ein Viertel davon lässt sich problemlos und kalorienarm durch Quark oder Halbfettbutter ersetzen. Und statt Kuchenform oder Backblech einzufetten, einfach mit Backpapier auslegen.

Auch beim Zucker geht was. Der enthält auf 100 g stolze 410 kcal. Bis zu einem Drittel können Sie weglassen. Statt 180 g also nur 120 g Zucker zugeben. Weder der Teig noch der Geschmack leiden darunter.

Und bei der Deko geht es ebenfalls kalorienärmer. Warum nicht statt einer fettreichen Kuvertüre oder Schokoglasur ein dünne Schicht Puderzucker auf das Gebäck sieben?

Erfreulicher Nebenaspekt: So können Sie sich guten Gewissens vielleicht sogar ein Stück mehr gönnen …

HEIß UND GESUND
Erkältungsbremse Hühnersuppe

Aus einem einfachen Schnupfen muss keine handfeste Erkältung werden. Steuern Sie dagegen – mit dem Kochtopf, genauer mit einer kräftigen Hühnersuppe. Natürlich selbst gekocht mit frischen Zutaten! Warum aber hilft eine Hühnersuppe? Das Geheimnis des alten Hausmittels haben Forscher der Universität Nebraska zu lüften versucht. Sie konnten nachweisen: Hühnersuppe lässt die Schleimhäute der oberen Atemwege abschwellen. Weiße Blutkörperchen, die an Erkältungsprozessen beteiligt sind, werden gehemmt. Welche Inhaltsstoffe der Suppe das bewirken, ist zwar noch offen, aber sicher ist: Allein die Temperatur der heißen Suppe spielt schon eine wichtige Rolle: Sie sorgt dafür, dass Viren sich nicht so schnell ausbreiten und Entzündungsprozesse abgemildert werden.

MAN NEHME

· · · · · · ·

EIN KÜCHENFERTIGES HUHN ODER AUCH NUR HÜHNERBRUST IN KLEINE WÜRFEL SCHNEIDEN.

EIN BIS ZWEI 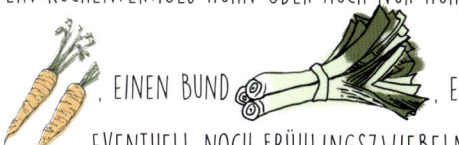, EINEN BUND , EIN WENIG SELLERIE. ODER EINFACH FERTIGES SUPPENGRÜN.

EVENTUELL NOCH FRÜHLINGSZWIEBELN UND AUF JEDEN FALL FEIN

GESCHNITTENEN INGWER UND EINE PEPERONI.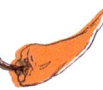

GEWÜRZE: SALZ, PFEFFER, CURRY, SAFT EINER LIMETTE 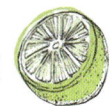 UND ETWAS ZUCKER ZUM ABSCHMECKEN. AUßERDEM PETERSILIE.

JETZT BRAUCHST DU EINEN SUPPENTOPF. ETWAS ÖL REINGEBEN, HERDPLATTE EINSCHALTEN.

DIE ????? IN SCHEIBEN SCHNEIDEN, SELLERIE IN WÜRFELCHEN UND DEN LAUCH IN RINGE.

KAROTTEN UND SELLERIE KURZ IN HEIßES ÖL GEBEN, DAZU DANN DEN LAUCH UND DAS HÜHNERFLEISCH.

WENN ALLES FAST GAR GEKOCHT IST, DIE FEIN GESCHNITTENEN RINGE VON DER ???????? DAZU.

INGWER NACH BELIEBEN. EIN WENIG CURRY DARÜBER STREUEN UND MIT WARMEM WASSER AUFGIEßEN,

BIS DIE MISCHUNG GUT BEDECKT IST.

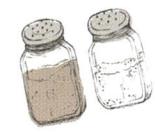

ZIEHEN LASSEN, BIS DAS FLEISCH DURCH UND DAS GEMÜSE GAR IST.

MIT SALZ, PFEFFER, LIMETTENSAFT UND NOCH MAL CURRY ABSCHMECKEN. SCHMECKT MIT UND OHNE REIS. KURZ VOR DEM SERVIEREN SCHRÄG

GESCHNITTENE FRÜHLINGSZWIEBELN DAZU. IN SUPPENSCHÜSSELN GEBEN UND MIT GRÜNEN PETERSILIENBLÄTTERN VERZIEREN.

GUTEN APPETIT!

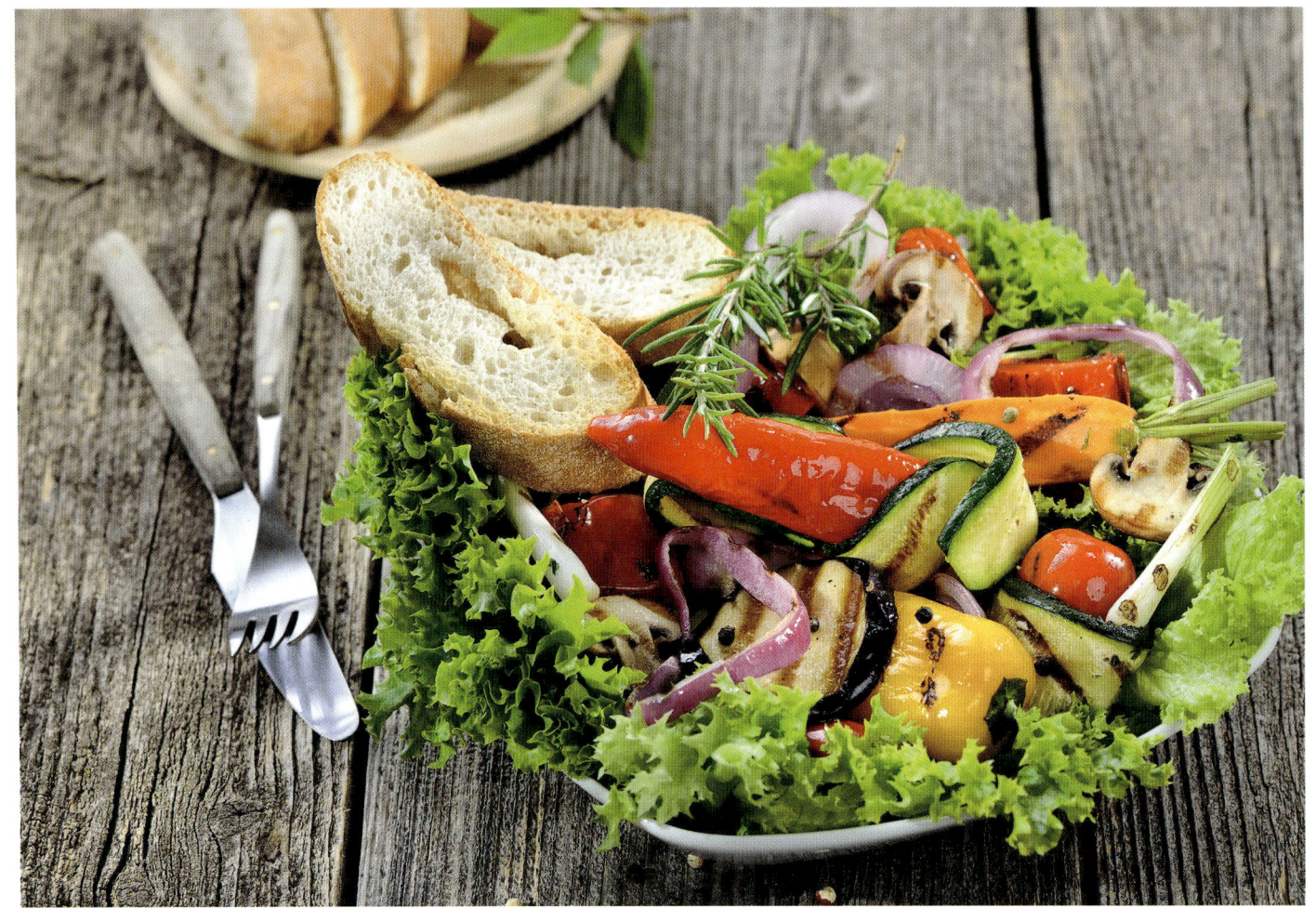

WENN KEIME SAUER WERDEN
Bakterienkiller Essig

Im Haushaltsschrank hat er seinen festen Platz: Essig. Zum Entkalken und gegen Schimmel, um nur zwei Anwendungen zu nennen. Aber Essig kann noch viel mehr. Er schmeckt gut UND ist gut für die Gesundheit, weil er Keime abwehrt.

Beispiel Salat! Dort verfeinert er nicht nur die Marinade, sondern macht gleichzeitig krankmachenden Keimen den Garaus. Dressings nur mit Joghurt oder Orangensaft schmecken ebenfalls, aber der klassische Essig-Öl-Mix kann halt mehr, als nur den Geschmack zu verfeinern.

Gerade in verpackten Schnittsalaten wimmelt es nur so von Bakterien, leider auch auf unverpackten Blattsalaten, frischem Spinat, Tomaten, Kräutern und Sprossen. Ein Teil der Keime geht beim Waschen weg, aber nicht so wirkungsvoll wie durch einen zusätzlichen Schuss Essig.

Schon der griechische Arzt Hippokrates kannte die Wirkung des Essigs. Die infizierten Wunden seiner Patienten bedeckte er gern mit Wundverbänden, die er vorher in Essig getränkt hatte.

Gesund essen – mit ein wenig Essig in der Rohkost. Guten Appetit!

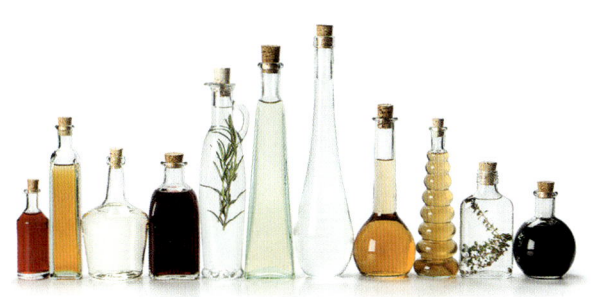

FEIERLAUNE
Kein Kater nach der Party

Coole Party, aber einen Tag später pocht der Kopf, das Licht sticht – Katerstimmung. Mit diesen Tipps nicht mehr:

1.) Kein Alkohol auf nüchternen Magen!
Wenn nichts zum Verdauen da ist, wirkt der Alkohol umso schneller. Der beste Puffer ist Fetthaltiges. Also drauflosfuttern – Pizza, Lachs und Chips. Das wirkt wie ein Schutzfilm für den Magen. Brot oder Brezn dagegen bringen nichts. Aber selbst die fetthaltigste Grundlage bewirkt nur, dass der Alkohol weniger schnell ins Blut schließt.

2.) Zwischendurch immer wieder mal ein wenig Wasser trinken. So steigt der Alkoholpegel automatisch langsamer. Weiterer Vorteil: Da Alkohol dem Körper Flüssigkeit entzieht, gleichen Sie den Verlust sofort aus und ganz nebenbei bleibt der Mineralstoffhaushalt im Lot. Denn fehlende Mineralien sind typische Begleiter für den Brummschädel am nächsten Tag.

3.) Weniger Süßes
Egal, ob Limonade, Cola oder Bowle – zuckerhaltige Getränke besser meiden. Denn Zucker hemmt generell den Abbau von Acetaldehyd, das ist ein Abbauprodukt des Alkohols.

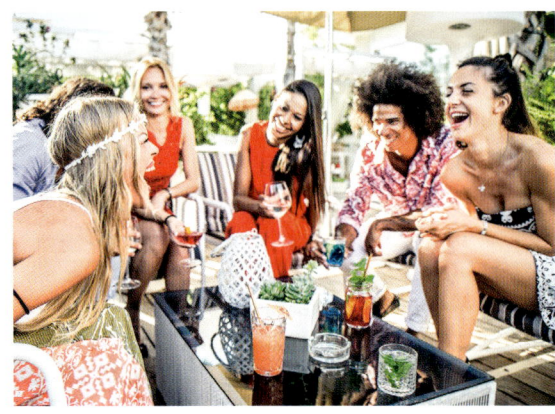

Geht also ganz einfach, einen klaren Kopf zu behalten.

TRINKWASSER
Cooles Getränk, aber nicht warm aus der Leitung

Was ist das bestkontrollierte Lebensmittel in Deutschland? Unser Trinkwasser!

Und das ist gut so, denn wir brauchen es schließlich ständig: Zum Trinken, zum Kochen, um Tee und Kaffee zu machen. Manche trinken es am liebsten direkt aus dem Wasserhahn.

Mit warmem Wasser brausen wir Obst und Gemüse ab. So lösen sich am besten Staub und Rückstände von Pflanzenschutzmitteln. Aber zum Schluss sollten Sie es immer noch mal kalt abduschen. Egal, ob zum Trinken oder zum Kochen, immer nur kaltes Wasser verwenden, rät das Bayerische Landesamt für Gesundheit und Lebensmittelsicherheit. Denn warmes Wasser löst aus der Leitung mehr Substanzen als kaltes. Das können z.B. Blei oder andere Schwermetalle sein, Plastik-Bestandteile aus Kunststoffrohren oder aber Rostteilchen.

Es spielt keine Rolle, aus welchem Material die Wasserleitung besteht. Ebenso unerheblich ist es, wie alt sie ist. Die herausgelösten Stoffpartikel sind jeweils so winzig, dass selbst das feine Gitter eines Perlators sie nicht auffangen kann, sie werden einfach durchgeschwemmt.

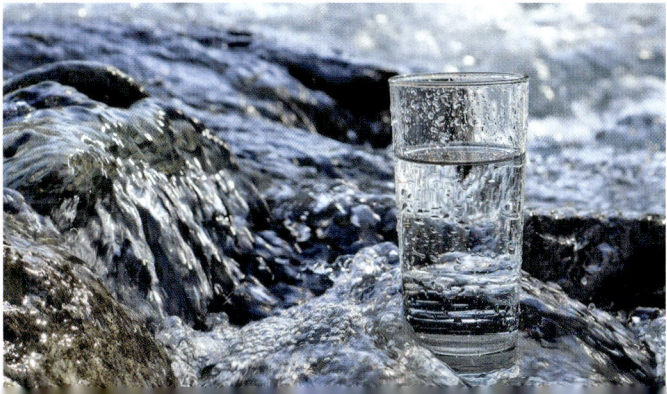

TOMATENMARK STATT SONNENMILCH?
Sonnenschutz zum Essen

Klingt ungewöhnlich, aber funktioniert, sagen Hautärzte. Studien zeigen: Bestimmte Lebensmittel verstärken den Eigenschutz der Haut. Belegt ist das vor allem für Tomaten und Kakao.

Beide Lebensmittel sind reich an Antioxidantien, die uns vor schädlichen Sauerstoffverbindungen, den sogenannten Freien Radikalen, schützen. In Tomaten ist es das Lycopin und im Kakao sind es Flavonoide.

Interessant:
....
Der Lycopingehalt in verarbeiteten, erhitzten Tomaten ist höher als in frischen. Besonders hoch ist er z.B. in Tomatensaft und Tomatenmark. Denn beim Erhitzen werden die pflanzlichen Zellstrukturen aufgebrochen und der Körper kann das Lycopin besonders gut verwerten.

Diese zellschützenden Inhaltsstoffe sind nicht in zuckerhaltigen Kakaogetränken, sondern im hochprozentigen Kakao. Tomaten und Kakao erhöhen den körpereigenen UV-Schutz um den Faktor 2–4.

Je nach Hauttyp kann man so bis zu 20 Minuten länger in der Sonne bleiben, ohne sich zusätzlich mit einem Sonnenschutzmittel eincremen zu müssen. Prinzipiell gilt: Je heller und empfindlicher die Haut ist, desto geringer ist ihr Eigenschutz.

Voraussetzung für den essbaren UV-Schutz von innen ist allerdings, dass Tomaten und Kakao regelmäßig auf dem Speiseplan stehen.

SELBST IST DER SPORTLER
Der isotonische Drink aus der Küche

Wer Sport treibt, hat sie meist griffbereit dabei – eine Trinkflasche. Gut so. Bei einer ausgedehnten Laufstrecke Strecken ab einer Stunde aufwärts verliert der Körper Flüssigkeit durchs Schwitzen und gleichzeitig wichtige Mineralstoffe. Und das ist natürlich nicht nur beim Joggen so.

Deshalb sind sogenannte isotonische Getränke beliebt. „Iso" kommt aus dem Griechischen und bedeutet „gleich". Denn isotonische Getränke sind ähnlich aufgebaut wie unser Blut – zumindest was das Mengenverhältnis von festen und flüssigen Stoffen betrifft.

Allerdings enthalten diese isotonischen Getränke außer Mineralien noch Vitaminzusätze und Aminosäuren, also Eiweiß. Beides ist unnötig – wie die angeblichen Powerdrinks selbst.

Mischen Sie sich Ihr eigenes isotonisches Sportgetränk! Bewährt hat sich eine Apfelsaftschorle: Ein Drittel Apfelsaft und zwei Drittel Wasser. Bei Wasser auf einen hohen Natriumgehalt achten. Pro Liter sollten es mindestens 200 mg Natrium sein. Der exakte Wert steht auf dem Etikett der Wasserflasche.

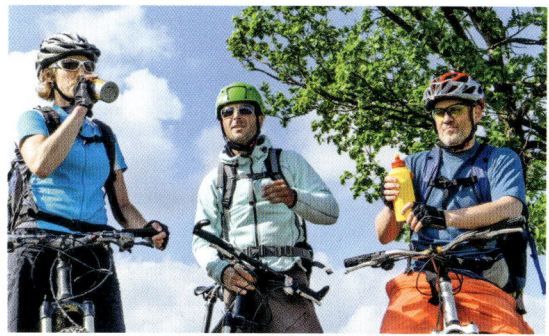

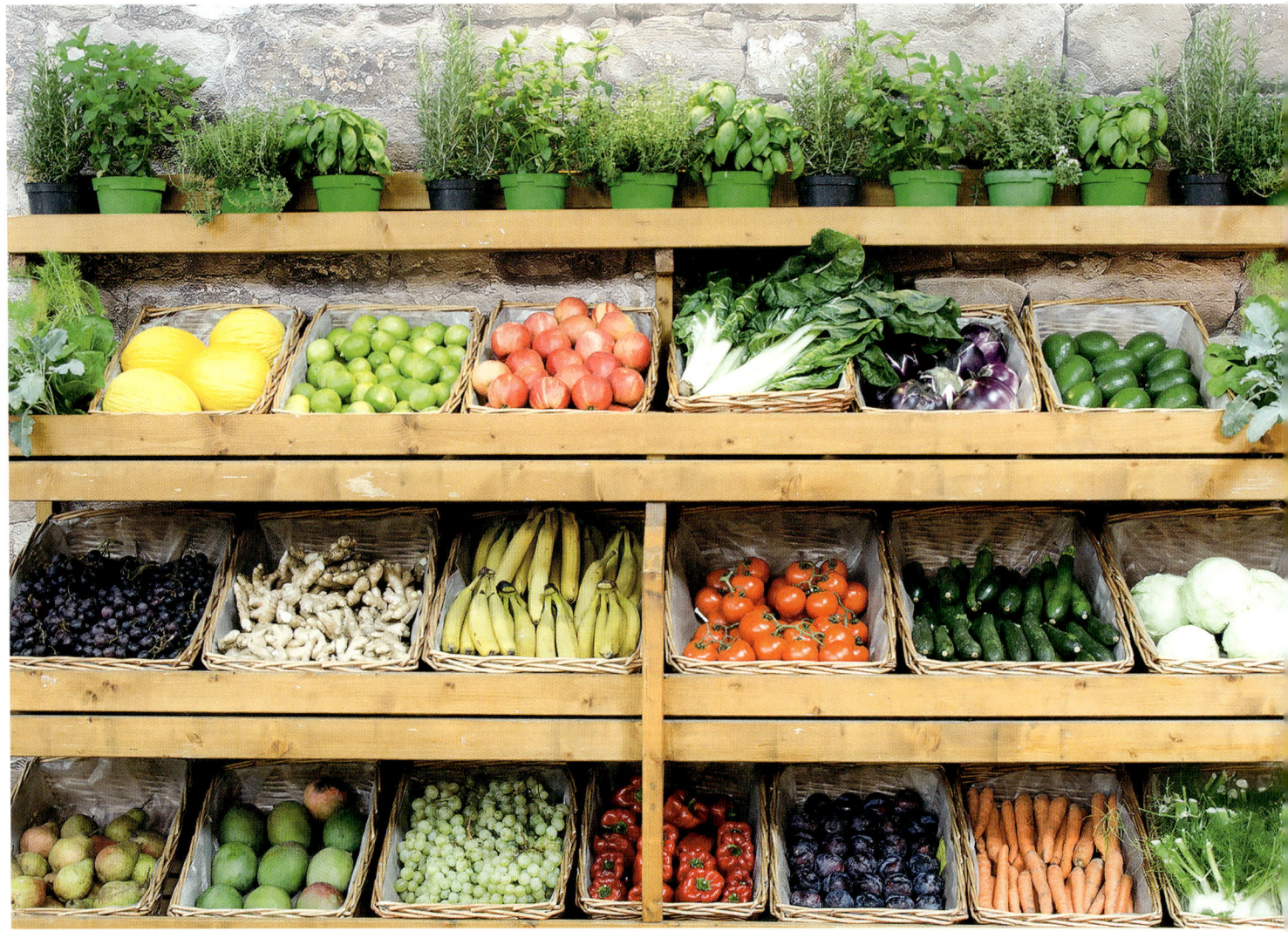

PLATZ DA!
Obst und Gemüse richtig lagern

Der Markt und die Gemüseabteilung – im Frühjahr und Sommer ein Farbenrausch und Gaumenschmaus: Beeren, Aprikosen, Pfirsiche, Kirschen.

Da greifen wir schnell über den Appetit hinaus zu. Nur wohin damit? Eingekauft ist schnell. Und daheim dann ab in den Kühlschrank? Lieber nicht automatisch. Denn die Kälte kann dem Aroma schaden.

Simple Faustregel: Alles, was schon beim Wachsen der reinste Sonnenanbeter ist und nur im Süden wächst, gehört nicht in den Kühlschrank. Das gilt für Avocados, Aprikosen, Bananen, Kiwis und Mangos.

Gekühlt verlieren diese Früchte an Geschmack, sie können teilweise sogar bitter werden. Am wohlsten fühlen sie sich bei Zimmertemperatur. Weniger kälteempfindlich sind Tomaten, Gurken und Auberginen. Ideal ist ein kühler Raum. Aber auch im Gemüsefach des Kühlschranks bei acht bis zehn Grad Celsius sind sie gut aufgehoben. Ebenso wie Zucchini, Paprika, grüne Bohnen und Karotten.

(Am besten schon beim Einkaufen daran denken: Was darf in den Kühlschrank und was nicht? Und dann vielleicht ein bisschen weniger in den Einkaufskorb ...)

ERDBEEREN
Die wasserscheuen Sensibelchen

Sie schmecken wunderbar, sind aber äußerst empfindlich: Erdbeeren. Frisch vom Markt gleich in den Mund? Besser nicht. Staub und mögliche Rückstände gehören erst einmal weg. Aber wie?

Auf keinen Fall unter fließendem Wasser waschen! Also nicht rein ins Sieb und Wasserhahn auf. Der Wasserstrahl ist oft zu hart für die leuchtenden Sensibelchen. Damit ihr Aroma und wertvolle Inhaltsstoffe wie Vitamin C und B erhalten bleiben, Erdbeeren in einer Schüssel mit Wasser vorsichtig säubern.

Außerdem die grünen Kelchblätter erst NACH dem Waschen entfernen. Sie wirken wie ein kleiner Korken und verhindern, dass sich die Früchte mit Wasser vollsaugen.

Erdbeeren – das natürliche Vitamin-Bonbon

Erdbeeren strotzen vor Vitaminen. Sie haben mehr Vitamin C als Orangen und Zitronen, 60 Milligramm pro 100 Gramm Fruchtfleisch. Eine kleine Schale mit 150 bis 200 Gramm deckt bereits den Tagesbedarf.
Ebenfalls enthalten: Vitamin B, Folsäure und Mineralstoffe wie Kalzium, Kalium, Phosphor und Eisen. Und mit 35 Kilokalorien pro 100 Gramm sind sie echte Schlankmacher, wenn man sie nicht gerade mit einem Berg Schlagsahne vernascht.

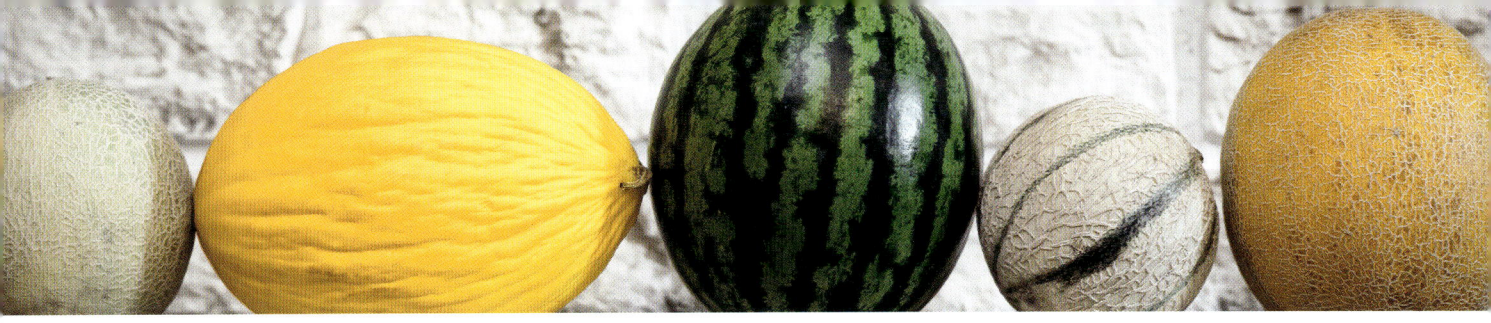

MELONEN
Machen Sie den Härtetest!

Süß, saftig und wunderbar erfrischend – Melonen.

Am Klang lässt sich leicht erkennen, ob eine Wassermelone reif ist: Klopfen Sie mit dem Finger auf die Schale, wenn Sie dann einen vollen, tiefen Ton hören, deutet das auf ein reifes Fruchtfleisch. Klingt es hohl, ist die Frucht unreif oder trocken.

Weniger eindeutig ist die Keimbelastung. Und die ist nicht ohne, warnt das Bundesinstitut für Risikobewertung. Bis eine Melone im Einkaufskorb landet, hat sie eine lange Reise hinter sich und schnappt einiges auf. Auf der Schale tummeln sich z.B. Salmonellen, Listerien und Coli-Bakterien. Gerade an der rauen Oberfläche von „Netzmelonen", wie der Sorte Cantaloupe, haften Mikroorganismen leicht an.

Aber wer knabbert schon an der Schale herum? Niemand, aber schon beim Aufschneiden können Keime ins Fruchtfleisch gelangen. Erst recht, wenn eine aufgeschnittene Melone eine Zeit lang herumliegt – beste Bedingungen für Salmonellen und Co. Deshalb Melonen nur im Ganzen kaufen und vor dem Aufschneiden heiß abwaschen. Was übrig bleibt, gehört abgedeckt in den Kühlschrank und sollte bald gegessen werden.

ABNEHM-TRICK
Wasser vor dem Essen

FdH – der Klassiker-Tipp, um abzunehmen. Aber kennen Sie jemanden, der sich wirklich daran hält – alles essen wie bisher, aber eben nur die Hälfte?

Zumindest wissenschaftlich belegt ist ein anderer Tipp: Vor dem Essen ein großes Glas Wasser trinken. Das darf ruhig ein halber Liter sein, nur mit einem kräftigen Schluck allein ist es nicht getan. Rein physiologisch ist leicht zu erklären, was dann passiert: Durch das Wasser wird der Magen gedehnt und es gelangen Reize direkt ins Appetitzentrum im Gehirn. Die Botschaft: Heißhunger gestoppt, da ist schon was vorhanden. Die logische Konsequenz: Bei der darauffolgenden Mahlzeit fällt die Portion kleiner aus als ohne Wasser.

Pro Tag lassen sich so rund 50 Kilokalorien ganz nebenbei einsparen. Klingt jetzt auf den ersten Blick nicht nach sehr viel. Aber auf Dauer kommt einiges zusammen. Wer konsequent die Ein-Glas-Wasser Vorher-Regel einhält, nimmt auf ein Jahr hochgerechnet immerhin fünf Kilo ab. Einen Versuch ist es also Wert ...

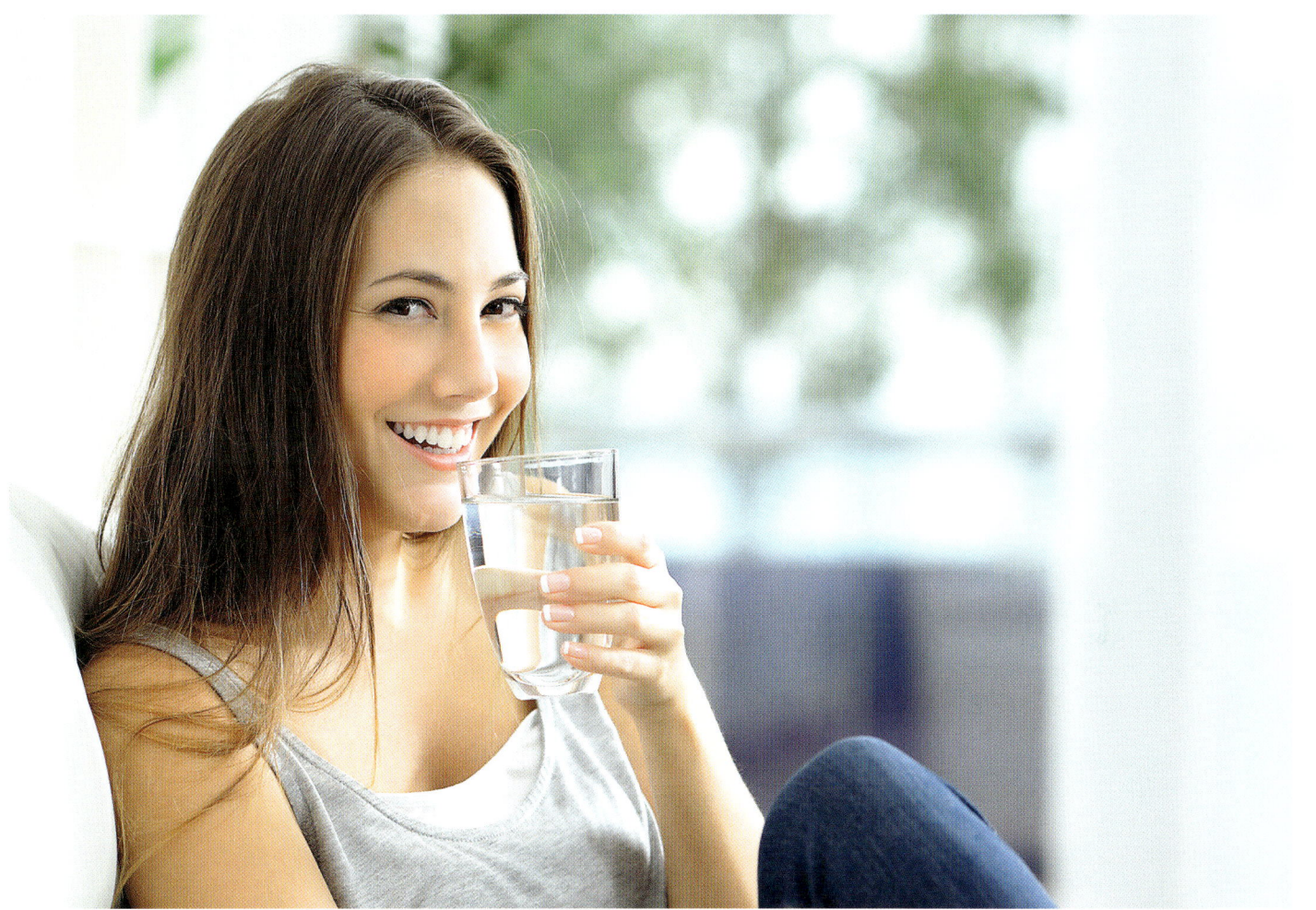

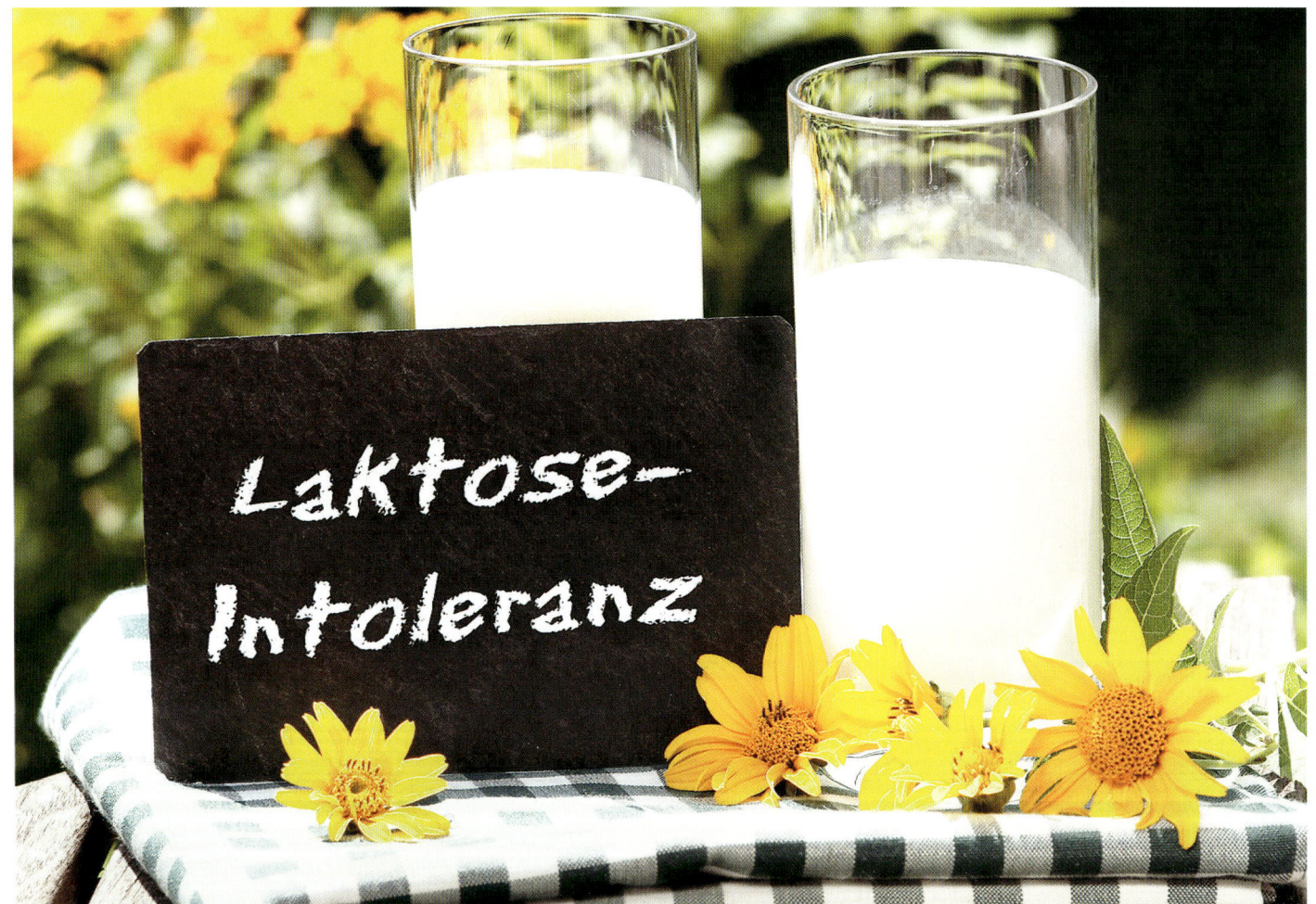

60

LAKTOSE-INTOLERANZ
Manche Milchprodukte gehen trotzdem

Vertragen Sie keine Milch und verzichten deshalb sicherheitshalber auf alles mit Milch? Oder kaufen nur noch teure laktosefreie Produkte? Das ist meist gar nicht nötig! Die häufigste Ursache für die Beschwerden ist eine Laktose-Intoleranz, eine Milchzucker-Unverträglichkeit. Der Milchzucker wandert ungespalten in den Dickdarm und wird dort von

Darmbakterien vergoren. Dabei entstehen die Beschwerden. Hier gibt es eine – zumindest teilweise – Entwarnung: Oft reicht es, auf Lebensmittel mit wenig Milchzucker auszuweichen.

Milch und Sahne gehören leider nicht dazu. Ansonsten ist die Auswahl groß. Gut verträglich sind Käsesorten wie Bergkäse, Camembert, Edamer, Gouda, Mozzarella und Parmesan. Ebenfalls geeignet sind Sauermilchprodukte wie Kefir, Dickmilch und Joghurt und Skyr. Die enthaltenen Milchsäurebakterien helfen, den Milchzucker abzubauen.

Deshalb: Nicht prinzipiell alles mit Milch weglassen, sondern erst einmal ausprobieren. Ob generell eine Milchzucker-Unverträglichkeit besteht, kann der Arzt mit einem Atem- oder Bluttest feststellen.

DUNKLER GAUMENSCHMEICHLER
Superfood Schokolade

Schokolade – der angebliche Glücklichmacher. Das stimmt nur indirekt. Klar, sie macht glücklich, weil sie schmeckt. Aber nicht, weil sie das Glückshormon Serotonin enthält. Das ist Unsinn. Sie enthält nur eine Vorstufe des Hormons: Tryptophan. Daraus entsteht tatsächlich Serotonin, aber nennenswert erst, wenn wir täglich kiloweise Schokolade futtern.

Allerdings ist bestimmte Schokolade ausgesprochen gesund: Je dunkler, desto besser – zeigen Ernährungsstudien. Entscheidend ist der Kakaogehalt. Kakao ist reich an sekundären Pflanzenstoffen, speziell den Flavonoiden. Je dunkler die Schokolade, desto mehr ist enthalten. Ihr Pluspunkt: Sie schützen

das Herz. Wer regelmäßig dunkle Schokolade isst, hat ein geringeres Risiko für Schlaganfall und Herzinfarkt. Aber bitte nicht tafelweise naschen, sondern höchstens 10 bis 15 Gramm am Tag, raten Ernährungsforscher. Das entspricht ungefähr einer Rippe. Und noch etwas spricht für dunkle Schokolade: Je höher der Kakaogehalt in einer Tafel Schokolade ist, desto weniger Zucker ist drin!

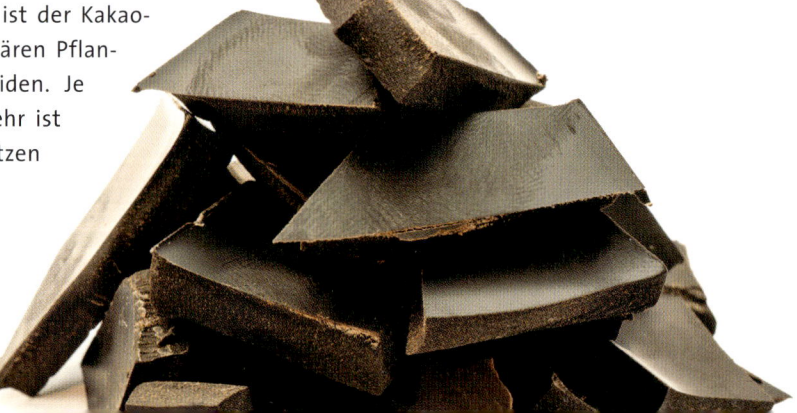

PURER GENUSS
So gelingt der beste Milchschaum!

Was wären ein Cappuccino und eine Latte Macchiato ohne Milchschaum? Schön cremig, dickflüssig und doch fest. Mmmh! Das ist keine Schaumschlägerei, wenn Sie auf den Fettgehalt der Milch achten. Dazu kommt ein wenig Physik: Milchschaum entsteht, wenn die Eiweiß- und Fettmoleküle beim Aufschäumen die untergeschlagenen Luftbläschen umschließen. Denn Schaum besteht generell aus mehr oder weniger großen Gasblasen, die von Flüssigkeit, in diesem Fall von der Milch, umschlossen sind.

Eiweiß macht den Milchschaum fest und das Fett

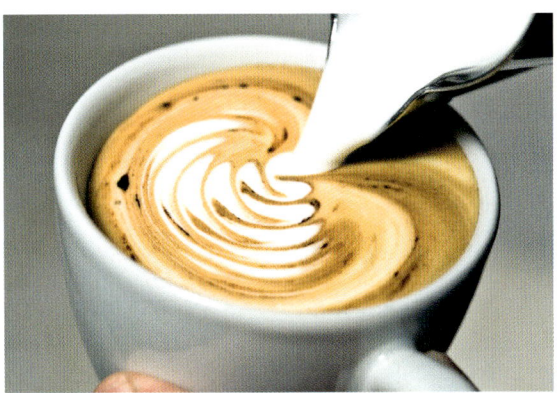

sorgt für die Cremigkeit. Je höher der Fettgehalt ist, desto cremiger wird es.

Mit Vollmilch gelingt das am besten. Bei fettarmer Milch mit 1,5 Prozent gibt es zwar einen stabilen Schaum, aber der ist halt ganz anders als der in der italienischen Espresso-Bar. Zum Aufschäumen sollte die Milch nicht zu heiß sein, ab 60 Grad Celsius fällt der schöne Schaum in sich zusammen. Deshalb besser lauwarme oder kalte Milch nehmen. Und Milchschaum schmeckt natürlich auch prima auf einem Kakao!

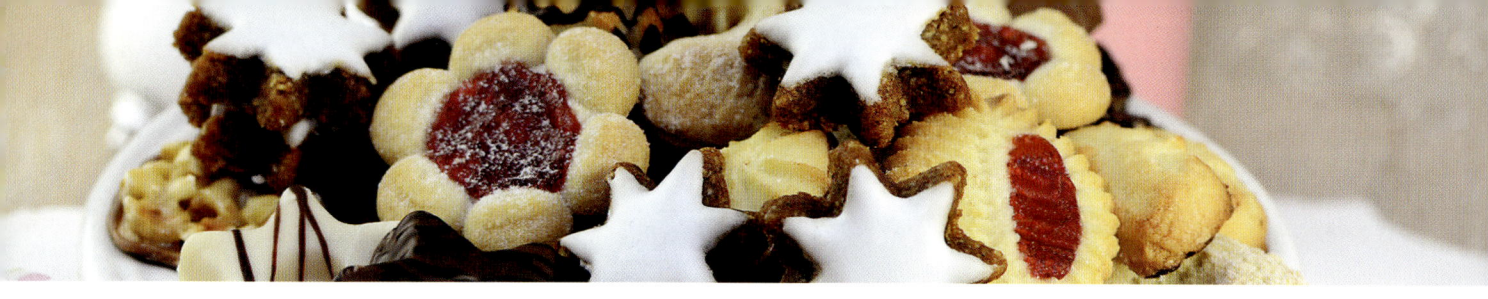

SÜSSE VERFÜHRUNG
So bleiben Plätzchen frisch

Butterplätzchen, Makronen, Vanillekipferl, Zimtsterne – Weihnachtsplätzchen werden gerne auf Vorrat gebacken. Gut zu wissen, wie sie möglichst lange frisch bleiben. Am besten bewährt haben sich Dosen aus Metall, aber auch aus Kunststoff. Gerade fettreiche Plätzchen wie Makronen halten sich in Plastikdosen bestens. Wichtig ist, dass sie gut abschließen, damit nichts austrocknet. Das jeweilige feine Aroma der Plätzchensorte hält sich am besten, wenn Sie pro Sorte einen eigenen Behälter nehmen.

Und was ist mit der Deko – aus Schoko oder Puderzucker? Kein Problem – wenn Sie zwischen jede Plätzchenschicht ein Blatt Back- oder Pergamentpapier legen. Bei Gebäck, das möglichst lange saftig bleiben sollen – wie Lebkuchen – haben sich Apfelschnitze bewährt. Einer pro Behälter. Die Feuchtigkeit des Apfels sorgt dafür, dass alles schön frisch bleibt. Aber natürlich nicht einfach Deckel auf und zu, sondern die Apfelschnitze regelmäßig erneuern, damit nichts anfängt zu schimmeln.

WEIHNACHTSSCHLECKEREI
Anis gegen Bauchgrummeln

Was wäre der Plätzchenteller ohne Anisplätzchen – die berühmten Springerle! Aber Anis ist mehr als nur ein typisches Weihnachtsgewürz. Er ist der beste Beweis, dass bei Gewürzen der Übergang zum Heilmittel oft fließend ist.

Seine ätherischen Öle wirken entkrampfend und helfen, wenn mal zu viel Lebkuchen, Dominosteine und Plätzchen genascht wurden. Gut, wenn Sie dann einen Anistee oder Anisfrüchte griffbereit haben. Denn Anis beruhigt den Magen.

Die Griechen wissen schon, warum sie ihren Ouzo bzw. die Türken ihren Raki als Digestif trinken – der klassische Verdauungsschnaps mit Anis. Ein Klarer regt zwar kurzfristig die Magensäfte an, aber Alkohol an sich bremst eher die Verdauung. Deshalb nicht mehr als ein Stamperl. Und wenn der Magen eh schon rebelliert, dann besser einen frischen Anistee. Blaukraut wird durch eine Prise Anis übrigens ebenfalls bekömmlicher.

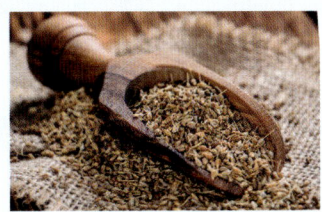

Anis wächst als Strauch im Mittelmeerraum. Seine Blättchen schmecken im Salat, die Stiele eignen sich zum Teekochen und die Samen sind prima zum Würzen. Und wenn Sie sich beim Backen eine kleine Pause gönnen wollen, eine Tasse Anistee schmeckt immer:

Einen Teelöffel zerstoßene Aniskörner mit einem Viertelliter kochenden Wasser überbrühen und zehn Minuten ziehen lassen. Wohl bekomm's!

DAS GELBE VOM EI
Es geht auch rein pflanzlich

In der veganen Küche sind Eier verpönt. Und in der herkömmlichen Küche können sie zu Bruch gehen oder es sind zu wenig da. Und dann? Kein Problem – dank Lebensmitteln, die Sie meist eh zu Hause haben: Ein Esslöffel Stärke- oder Sojamehl – mit Wasser angerührt – ersetzt ein Ei. Zwei Esslöffel gemahlener Leinsamen mit Wasser verrührt entsprechen ebenfalls einem Ei.

Im Kuchen ersetzt eine Banane sogar zwei Eier. Die Banane mit der Gabel zerdrücken und dem Teig zugeben – aber nur, wenn Sie die Geschmacksnote mögen! Bleiben wir bei Früchten: 80 g Apfelmus entsprechen einem Ei. Wer vegane Küche bevorzugt: 60 g fein verrührter Seidentofu ersetzen ein Ei.

Etwas Besonderes empfiehlt Ernährungsexpertin Heidrun Schubert von der Verbraucherzentrale Bayern: Kala Namak: „Das ist ein Schwarzsalz aus der indischen Küche. Eine Messerspitze verleiht Speisen den typischen Eigeschmack, weil es wie Eier Schwefel enthält. Das Salz gibt es in jedem gut sortierten Supermarkt."

Und was ist mit dem schönen Dottergelb? Hier hilft der Kindervers „… und Safran macht den Kuchen gel". Safran oder Kurkuma zaubern ein sattes Gelb in die Speisen!

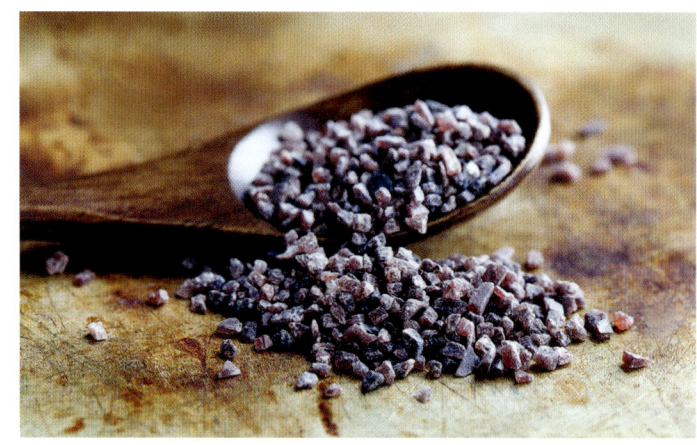

PETERSILIE, SUPPENKRAUT ...
und gut gegen Knoblauch-Fahne

Tsatsiki, Bruschetta, eine Gazpacho oder im Salat –Knoblauch gehört einfach dazu. Wenn nur nicht dieser anhaltende Knofelgeruch wäre! Schuld daran sind schwefelhaltige Verbindungen. Und dagegen ist ein Kraut gewachsen: Petersilie.

Fingerfood ist gern mit ihr garniert. Dabei kann sie viel mehr, als nur hübsch aussehen: Das grüne Kraut vertreibt die Knoblauch-Fahne. Petersilienblätter kauen hilft auch gegen den eigenen knofeligen Nachgeschmack im Mund.
Und ganz nebenbei ist Petersilie höchst gesund. Schon Hildegard von Bingen schätzte sie als Heilpflanze. Kein Wunder, sie punktet mit ätherischen Ölen, Mineralstoffen und reichlich Vitamin C. Sie ist also viel zu schade, um als Deko beiseitegelegt zu werden. In Zukunft essen Sie sie einfach mit!

Noch einen Tipp, damit erst gar keine Knoblauchfahne entsteht, hat Heidrun Schubert, Ernährungsexpertin bei der Verbraucherzentrale Bayern: „Zitronensaft! Den zusammen mit fein geschnittenem Knoblauch und Olivenöl vermengen. So wird die typische Geruchsbildung vermieden."

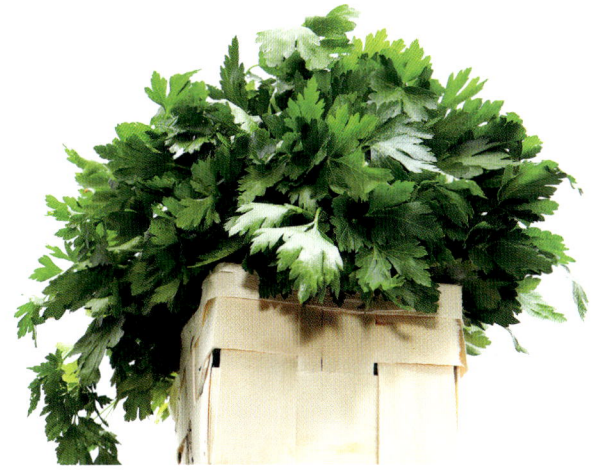

VERSALZENE SUPPE
Das hilft!

Die Dosis macht's: Das gilt für das Salz in der Suppe ebenso wie im Kuchenteig oder im Dessert. Denn eine kleine Prise lässt Süßes noch ein wenig intensiver schmecken.

Aber was ist, wenn aus der Prise in der Suppe oder im Eintopf versehentlich zu viel wurde? Das kann dem besten Koch passieren und der hat natürlich auch gleich die Lösung parat: Perfekt, wenn Sie Kartoffeln daheim haben: Eine rohe, aber geschälte Kartoffel in große Stücke schneiden und eine Viertelstunde mitköcheln lassen und vor dem Servieren wieder entfernen. Praktisch: Die Kartoffel saugt das Salz wie ein Schwamm auf. Genauso wie Reis. Einfach einen Teebeutel oder ein Tee-Ei damit befüllen und ab in den Topf.

Eine andere Möglichkeit sind süße oder saure Sahne und Butter. Alle drei verfeinern nicht nur den Geschmack, sondern sind ganz nebenbei raffinierte Salzverdünner. Keiner schmeckt das Zuviel an Salz mehr heraus.

Bei Kaltspeisen, einem Dip etwa, hilft ein wenig Zucker oder Honig aus der salzigen Misere helfen.

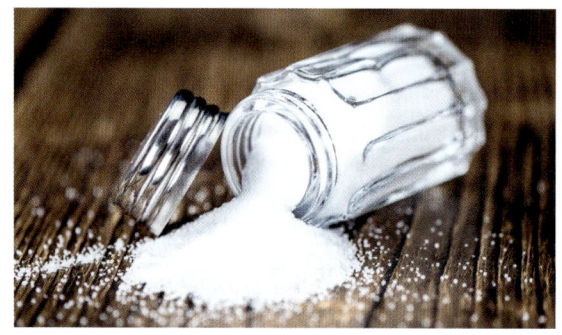

FEINE KÜCHE
Würzig, aber salzarm

Fünf Gramm Salz am Tag und nicht mehr – rät die Weltgesundheitsorganisation. Regelmäßig mehr ist auf Dauer ungesund. Stichwort Bluthochdruck, auch wenn die Salzempfindlichkeit individuell unterschiedlich ist.

Fünf Gramm sind schnell erreicht: Mit dem Salz auf dem Frühstücksei, im Käse, im Schinken, im Brot und in der Suppe – da kommt über den Tag einiges zusammen.

Wer jahrelang salzig isst, hat sich an den Geschmack gewöhnt. Aber raffiniert würzen geht auch ohne Salzstreuer. Außer Pfeffer und Paprika gibt es noch etliche andere Alternativen: Chili, Curry und Kurkuma bringen Schärfe ins Gericht. Und nicht zu vergessen Kräuter als Geschmacksverstärker: Dill, Bärlauch, Schnittlauch, Rosmarin und Petersilie. Getrocknet gibt es alles inzwischen ganz praktisch im Streuer. Oder Sie setzen auf die frische Variante,

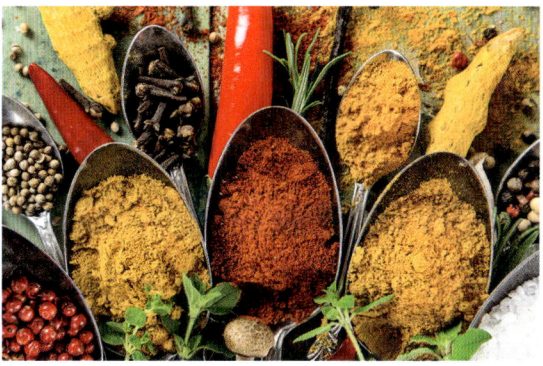

vielleicht sogar im eigenen Kasten auf dem Balkon oder vor dem Fenster. Denn schnittfrische Kräuter sind geschmacklich nicht zu toppen!

Ausgesprochene Salzfallen sind Fertiggerichte und Fastfood. Wer selbst kocht, spart automatisch Salz. Und Profiköche sagen: Gewürzt wird immer erst zum Schluss, sonst verkochen die feinen Aromen und die Schärfe der Würzmittel.

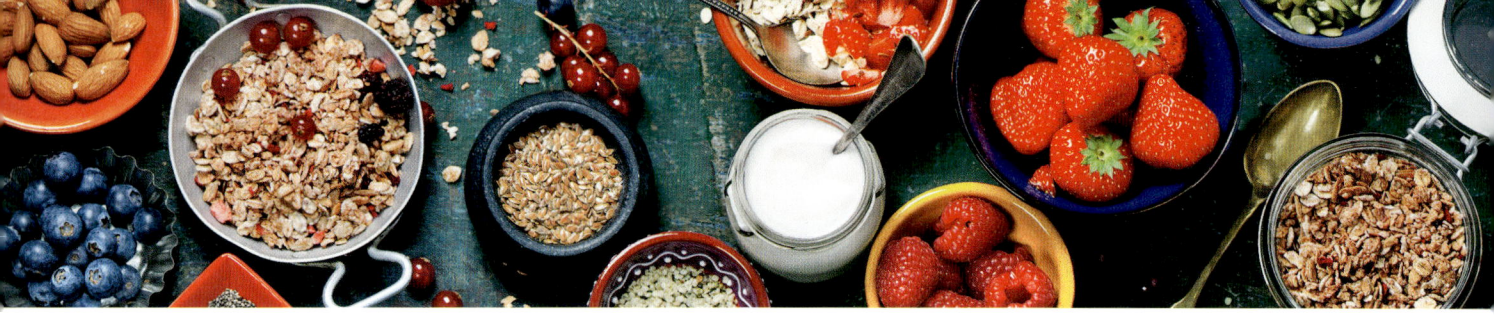

VEGANE KOST
... nicht ohne Vitamin C

Vegane Kost wird oft als Mangelkost verunglimpft. Richtig ist allerdings, dass Veganer einen guten Ernährungsplan brauchen, um mit allen Nährstoffen ausreichend versorgt zu sein. Und für Vitamin B12 gibt es keinen pflanzlichen Ersatz, da geht es nicht ohne Nahrungsergänzungsmittel.

Kritisch ist auch Eisen. Das Spurenelement sichert die Sauerstoffversorgung in allen Körperzellen. Die Bioverfügbarkeit des 2-wertigen Eisens aus tierischen Produkten ist anders als die des 3-wertigen pflanzlichen Eisens. Aus tierischen Lebensmitteln wird es deutlich besser aufgenommen. Aber hier kann jeder nachhelfen. Denn die Aufnahme von pflanzlichem Eisen lässt sich durch Vitamin C deutlich verbessern. Am besten gleich beim Frühstück anfangen. Zum Beispiel zum Müsli mit Haferflocken – viel Eisen! – ein Glas Orangensaft trinken!

Ein Tipp nicht nur für Veganer. Denn auch Mischköstler nehmen oft zu wenig Eisen zu sich. Besonders betroffen davon sind 75 Prozent der Frauen im gebärfähigen Alter.

DER FLÜSSIGE STARTER
Mit warmem Wasser gut in den Tag

Sind Sie ein Frühstücksmuffel? Absolut keinen Appetit auf Toast, Marmelade und Co.? Kein Problem. Den Spruch: „Frühstücken wie ein Kaiser ..." haben Ernährungswissenschaftler längst widerlegt. Viel wichtiger: Starten Sie mit ausreichend Flüssigkeit in den Tag, damit der verschlafene Kreislauf in Schwung kommt. Der Stoffwechsel ist um diese Zeit sogar schon auf vollen Touren! Am bekömmlichsten sind ein oder zwei Gläser warmes Wasser – als Frischekick vielleicht mit einem Spritzer Zitrone versetzt.

Und gleich noch ein Mythos: Die Trinkmenge! Viele sind überzeugt: Je mehr, desto besser. Von bis zu 2,5 bis drei Liter Flüssigkeit am Tag ist da manchmal sogar die Rede. Auch das ist längst überholt.

Nach Informationen der Deutschen Gesellschaft für Ernährung sind 1,5 Liter Flüssigkeit völlig ausreichend. Die absolute Untergrenze ist allerdings ein Liter. Entscheidend ist es, regelmäßig zu trinken – über den ganzen Tag verteilt. Nur das spült die Nieren ordentlich durch.

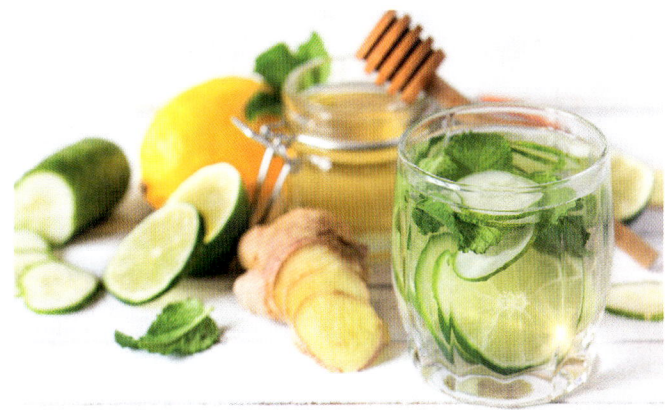

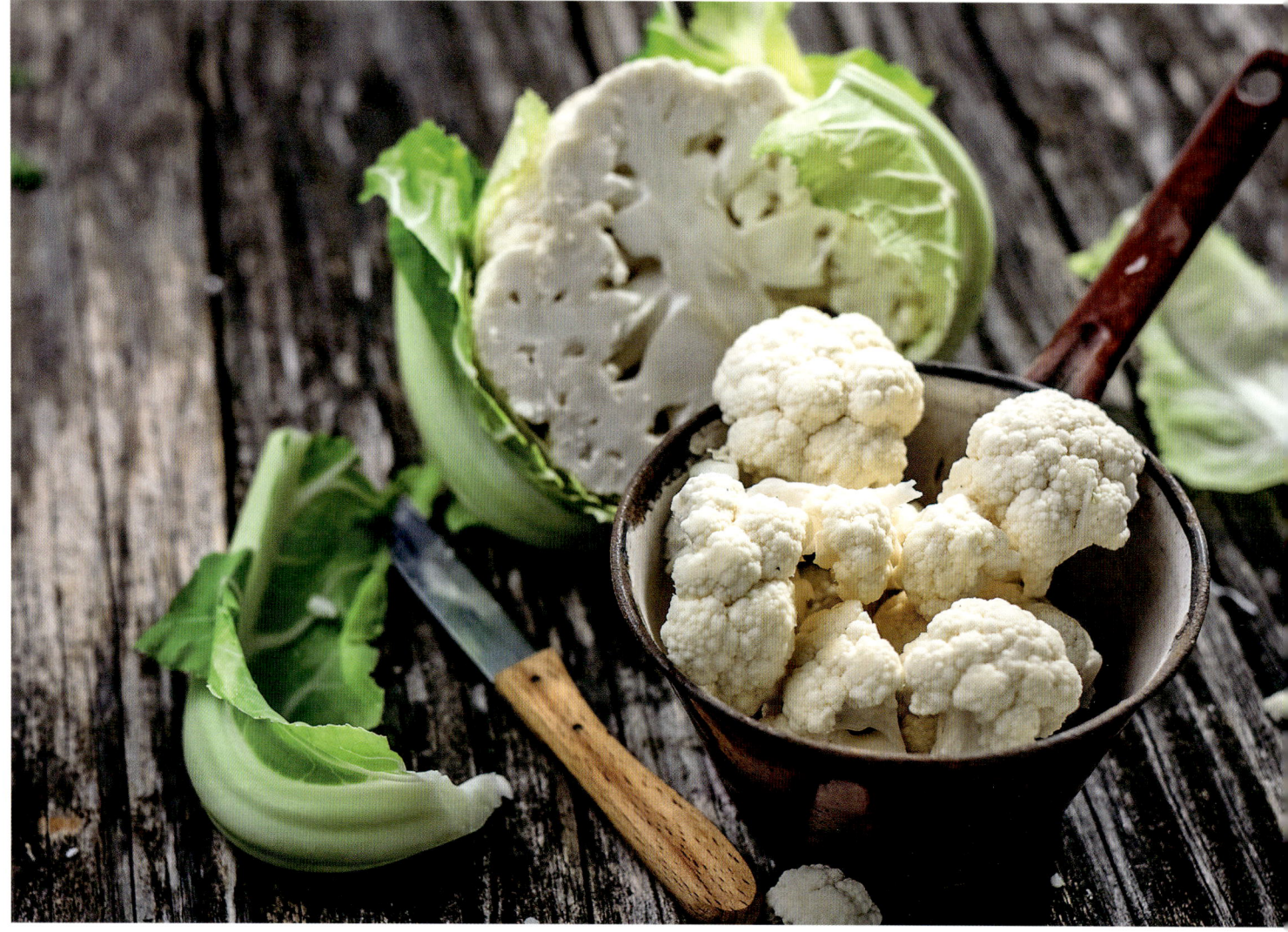

SAMT STRUNK UND STIEL
Powerfood Gemüse

Biotonne – eine prima Sache. Aber Sie werden sie künftig weniger brauchen. Weil Sie wissen, was Sie alles kulinarisch nutzen können, anstatt es achtlos wegzuwerfen.

Etwa das Grün von Karotten, Radieserln und Kohlrabi. Oder der Strunk am Brokkoli und die Rippen im Blumenkohl. Alles enthält wertvolle Vitamine und Mineralstoffe. Gemüsereste wandern bei Bayern 1-Gartenexpertin Karin Greiner samt und sonders in den Topf: „Wasser drauf, sanft köcheln und fertig ist eine wunderbare Brühe als Basis für Suppen und Saucen. Oder zum Aufgießen von Braten und Gemüsegerichten."

Statt Brühe lässt sich aus dem Strunk von Blumenkohl und Co. auch ein sämiges Püree zaubern. Die Strünke klein schneiden, in wenig Salzwasser oder Milch garen, zermusen und würzen. Bei Bedarf ruhig ein paar Kartoffeln zugeben.

Die zarten Blätter von Radieschen und Rettich eignen sich zudem als Basis für ein Pesto. Karin Greiner:„Dazu die Blätter mit Zitronensaft, abgeriebener Zitronenschale, Sonnenblumenkernen und Rapsöl verrühren. Das passt perfekt zu Risotto, Spaghetti und auf Röstbrot!"

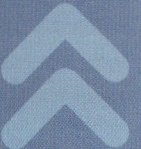
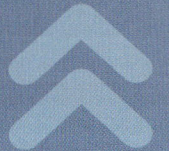

HAUSHALT – GEWUSST WIE

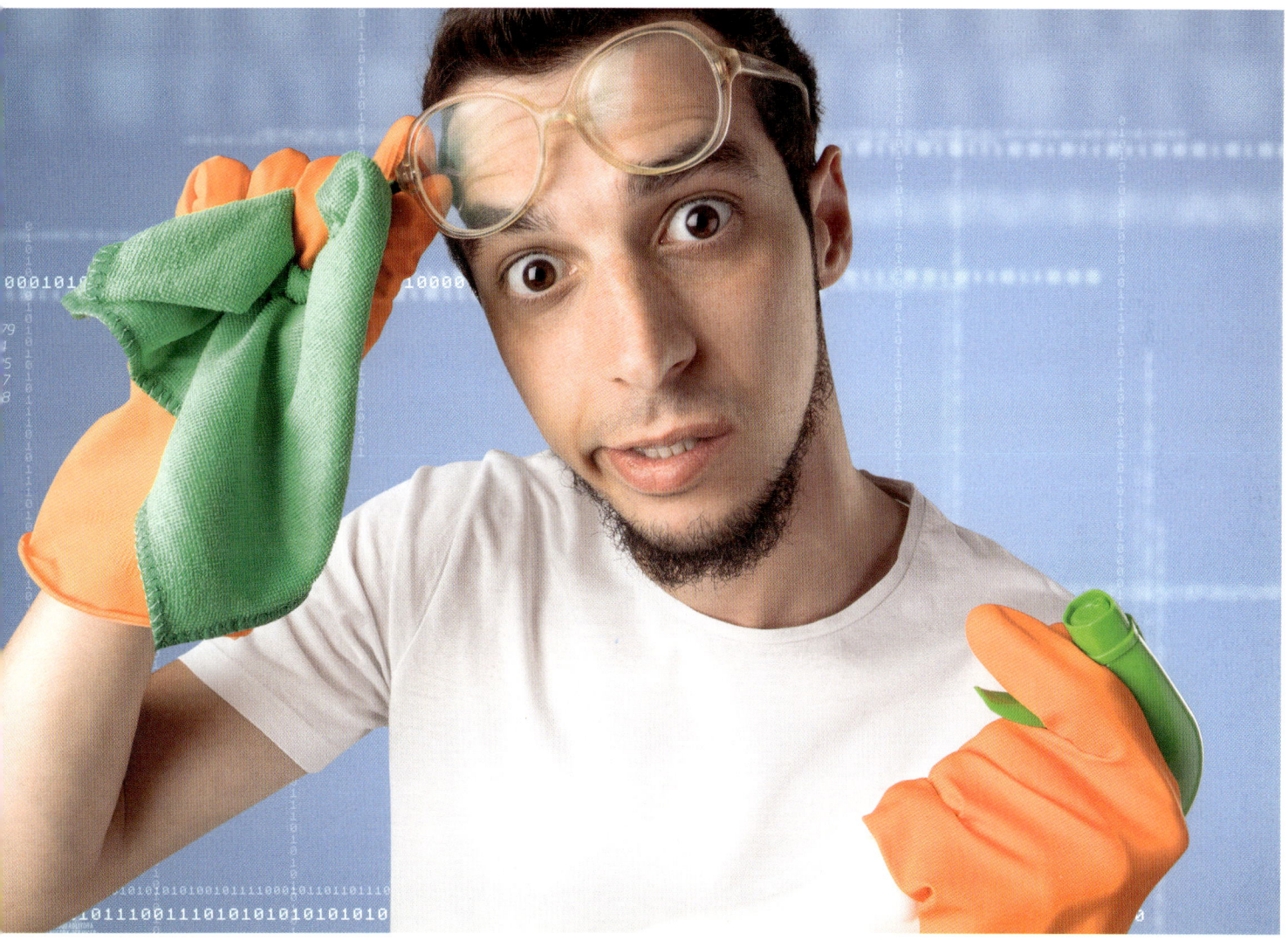

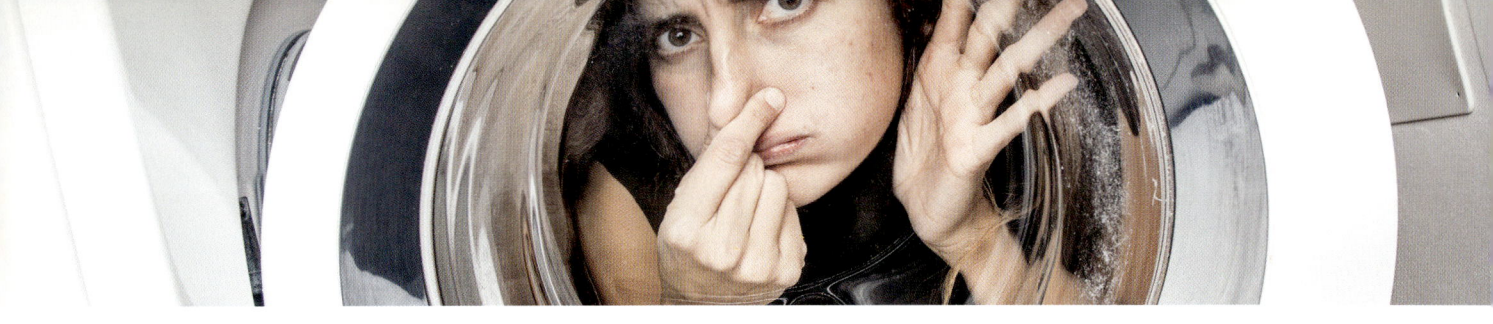

KALTWASCHMITTEL
Praktisch, aber nicht für dauernd

Schon seltsam, wenn es plötzlich ausgerechnet aus der Waschmaschine müffelt. Sie macht doch unsere Wäsche wieder porentief sauber. Zumindest sind wir davon überzeugt. Aber das Waschverhalten hat sich in den vergangenen Jahren geändert. Immer häufiger waschen viele nur noch mit niedrigen Temperaturen, mit 20, 30 oder 40 Grad. Eine veränderte Rezeptur der Waschmittel macht es möglich. Im Sinne des Energiesparens durchaus sinnvoll. Allerdings, wenn auf Dauer nur mit niedrigen Temperaturen gewaschen wird, haben Mikroorganismen ein leichtes Spiel. Sie siedeln sich vermehrt an und sie stinken. Deshalb ist es sinnvoll, mindestens einmal im Monat die Maschine – natürlich nur mit kochfester Wäsche – auf 60 Grad durchlaufen zu lassen. Der Kochwaschgang mit über 90 Grad ist dagegen unnötig. Der ist nur sinnvoll, wenn es in der Familie eine akute Infektion gibt. Oder, wenn sich der unsichtbare, aber übelriechende Biofilm der Keime in der Maschine bereits gebildet hat. Dann riecht selbst frischgewaschene Wäsche alles andere als frisch.

EIER IM KÜHLSCHRANK
So haben Keime keine Chance

Im Supermarkt stehen Eier ausschließlich unge-kühlt im Regal, aber daheim sollen wir sie nach dem Einkauf sofort in den Kühlschrank tun – ist das nicht ein Widerspruch? Nein, denn frische Eier sind hygienisch empfindliche Lebensmittel und ver-derben leicht. Im Geschäft dürfen sie deshalb nur bis zu 18 Tage nach dem Legedatum ungekühlt bleiben. In dieser Zeit sind die Eier von Natur aus vor Keimen von außen geschützt – allein durch ihre Schale. Aber danach schützt nur noch Kühlung. Ernährungsexpertin Daniela Krehl empfiehlt sogar, sie zu Hause nicht in dem Karton zu lassen: „An der Schale können eventuell bereits Keime vorhan-den sein. Durch das spätere Kochen besteht für den Menschen keine Gefahr. Aber sie können natürlich schon davor von der Schale in den Karton wandern und so auf andere Lebensmittel gelangen." Deshalb besser die Eier umverpacken, bevor sie in den Kühl-schrank kommen.

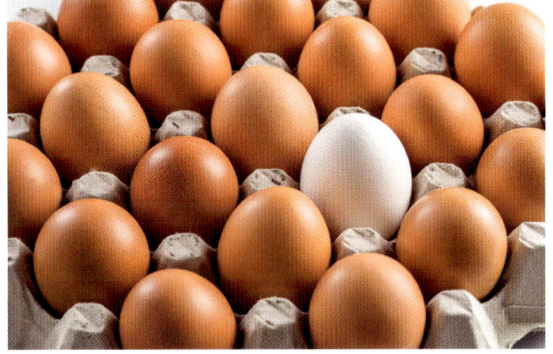

Gekochte Eier abschrecken oder nicht? Ideal ist es, sie langsam auskühlen zu lassen. So sind sie rund vier Wochen genießbar. Abgeschreckte Eier dagegen nur zwei Wochen, weil Bakterien im Wasser durch die Schale ins Innere gelangen können.

HAARSHAMPOO
Damit Wolle schön weich bleibt

Wunderbar – ein flauschiger Wollpullover ist richtig etwas zum Reinkuscheln. Aber das Lieblingsteil kann leider nach ein paarmal Waschen plötzlich anfangen zu kratzen. Keine Bange, deshalb ist noch lange nicht alles verloren. Es gibt Hilfe: nicht durch ein teures Spezialmittel, sondern durch etwas, was Sie bereits zu Hause haben: normales Haarshampoo!

Unter einem Mikroskop sieht man es genau: Wollfasern haben unzählige ultrafeine Schuppen und die können sich mit der Zeit leider in der menschlichen Haut verhaken. Und das spüren wir, weil es dann anfängt zu jucken. Durch das Waschen mit Haarshampoo aber glätten sich diese Wollfasern wie von selbst wieder und nichts kratzt mehr. Warum das funktioniert? Die Erklärung ist einfach: Die Haare beziehungsweise die Wolle von Schafen haben dieselbe Struktur wie menschliches Haar. Allerdings: das Haarshampoo

nur im Waschbecken nutzen und nicht in der Waschmaschine. Dort würde es ein Riesenschaumbad geben. Das gilt selbst für Maschinen mit einem eigenen Wollwasch-Programm.

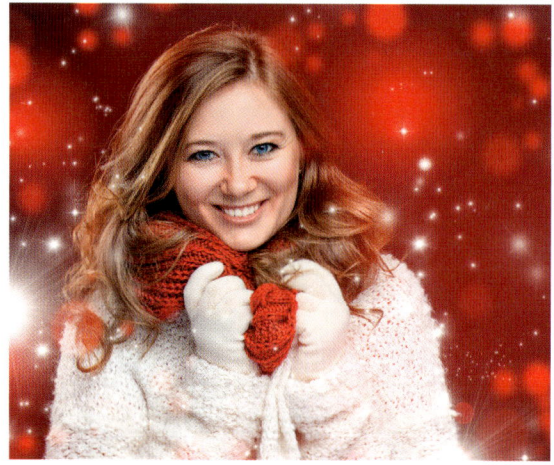

DURCHPUTZER REIS
Gut für die Pfeffermühle!

Reis ist nicht nur etwas zum Essen! Reiskörner sind als Glücksbringer beliebte Accessoires auf Hochzeiten. Und rohe Reiskörner gehören in den Salzstreuer, das kennen wir. Sie binden die Feuchtigkeit, damit das Salz nicht verklumpt. Aber Reiskörner können noch etwas. Gut zu wissen für alle, die am liebsten mit frisch gemahlenem Pfeffer kochen. Mit der Zeit wird die Mühle immer träger. Das ist ganz natürlich, denn ölhaltige Gewürze hinterlassen auf Dauer ihre Spuren.

Und hier greifen Reiskörner als Allzweckwaffe gegen das stumpfe Mahlwerk. Nötig sind nur ein paar Handgriffe: Mühle komplett leeren, mit einem Teelöffel Reis befüllen und dann kräftig drehen. Das ist alles. Danach geht Ihre Pfeffermühle wieder bestens. Reiskörner machen nicht nur die Mühle wieder flott, sondern reinigen sie gleichzeitig. Der gemahlene Reis saugt die Reste der ätherischen Öle wie ein Schwamm auf. Deshalb diese Reis-Kur regelmäßig durchführen. Für Mühlwerke aus Edelstahl, Keramik und Titan sind grobe Salzkörner eine Alternative zum Reis. Auch damit wird Ihre Mühle wieder gepfeffert scharf …

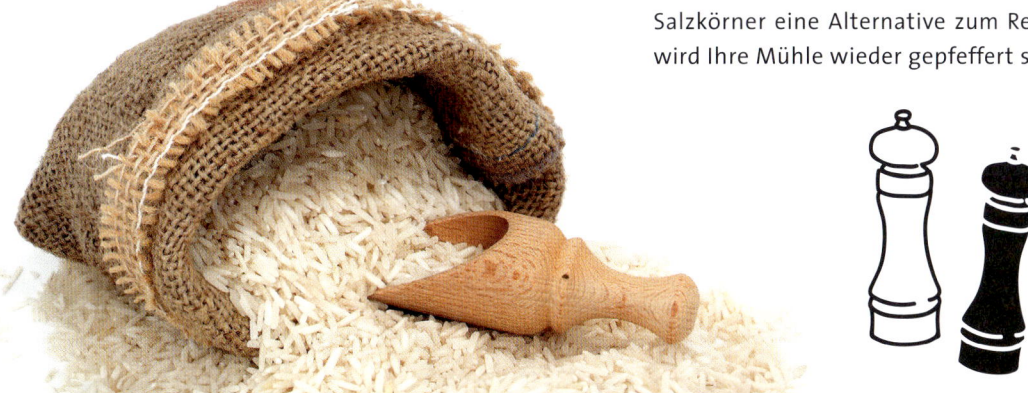

KRAFTLÖSER BACKPULVER
Eingebrannte Töpfe werden blitzblank

Sie stehen am Küchenherd und dann klingelt es an der Tür oder das Telefon läutet, kurz ist man abgelenkt. Wieder zurück in der Küche dann die böse Überraschung: Alles angebrannt. Himmel noch mal. Allein der Anblick reicht einem schon: eine dicke schwarze Schicht. Nur mit Bürste und Wasser geht da gar nichts.

Halb so schlimm, mühevoll wegkratzen ist unnötig mit diesem Tipp: Nur mit Backpulver bekommen Sie einen angebrannten Topf problemlos wieder sauber: Das Angebrannte mit Wasser bedecken, das Backpulver darüber streuen und vorsichtig erwärmen. Alles schäumt dann richtig schön auf. Lassen Sie den Topf oder die Pfanne eine Zeit lang stehen und Sie werden überrascht sein, wie mühelos Sie anschließend das Angebrannte entfernen können. Bei einer richtig dicken Brandschicht die Prozedur wiederholen. Kein Kratzen, kein Scheuern – dank Backpulver.

Backpulver reinigt auch prima Thermoskannen: Ein halbes Päckchen Backpulver in die Kanne geben und mit heißem Wasser auffüllen. Die Kanne über Nacht stehen lassen und in der Früh mit klarem Wasser ausspülen. Danach ist sie wieder blitzblank und riecht frisch.

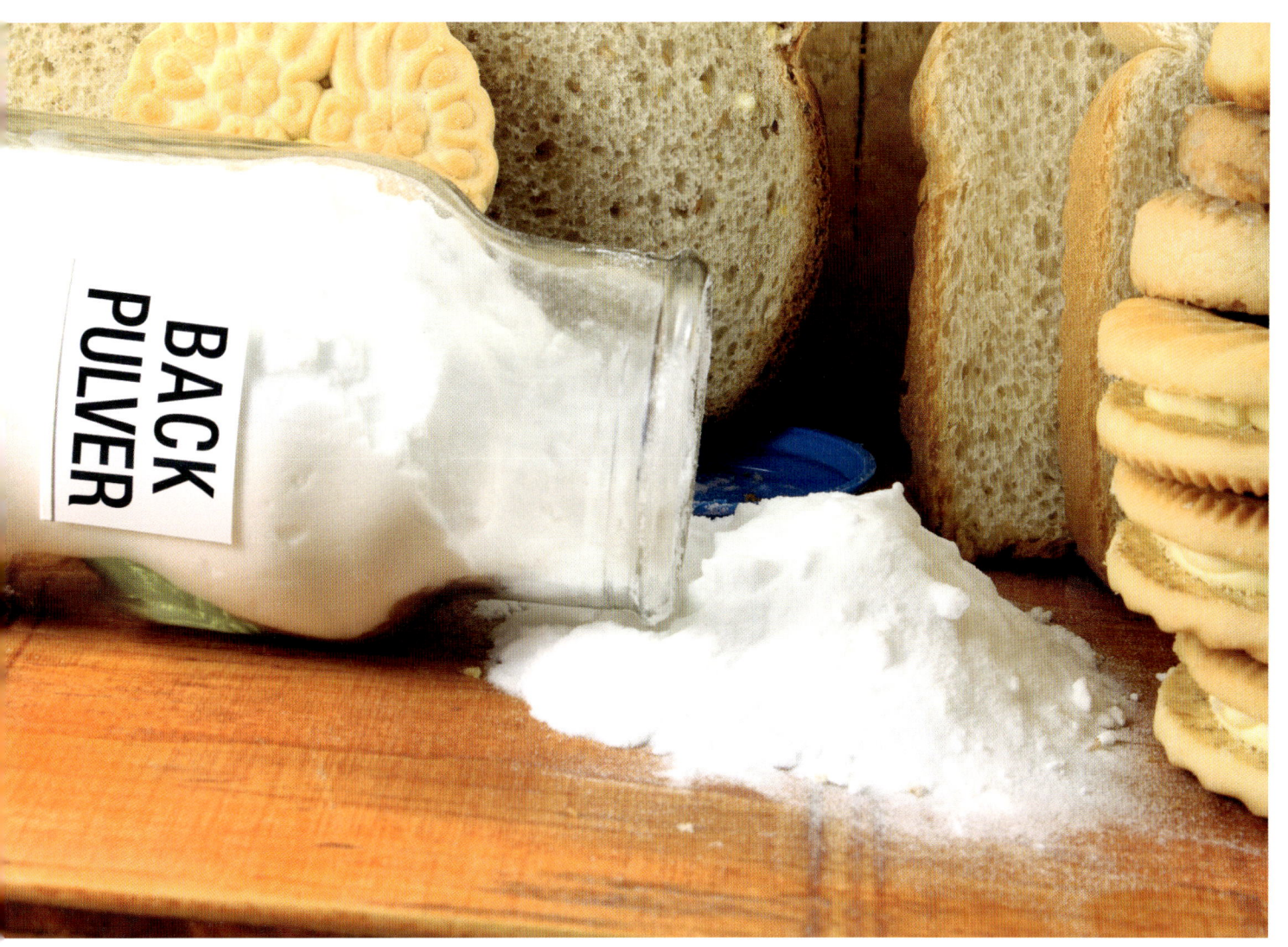

TENNISBÄLLE
Perfekte Trockenhilfe für Daunen

Bunte Kugeln für den Trockner aus Hart- oder Weichplastik – die gibt es in jeder Haushaltsabteilung. Damit die Wäsche schneller trocknet. Sparen Sie Plastik und nehmen stattdessen Ihre ausrangierten Tennisbälle. Z.B. um ihre Daunenjacken und -mäntel zu trocknen.

Aber der Reihe nach: In der Waschmaschinentrommel brauchen Daunensachen ausreichend Platz, nur so können sich die Daunen gut bewegen. Raus aus der Waschmaschine und dann trocknen. Aber wie? Eine Lufttrocknung auf der Wäscheleine empfiehlt sich nicht. Da würden die Daunen verklumpen. Schön weich werden sie wieder im Trockner. Geben Sie zwei Tennisbälle dazu. Sie garantieren, dass sich die Daunen im Anorak schön verteilen, versichert Hauswirtschaftsmeisterin Josefa Stegherr vom Verbraucher-Service Bayern: „Durch das ständige Zusammentreffen mit den Tennisbällen werden die Daunen aufgelockert. Während des Trockenprogramms können sie sich umso besser aufplustern. Danach ist das Innenleben des Daunenanoraks wunderbar weich." So sind Ihre Daunensachen perfekt präpariert für die Sommerpause!

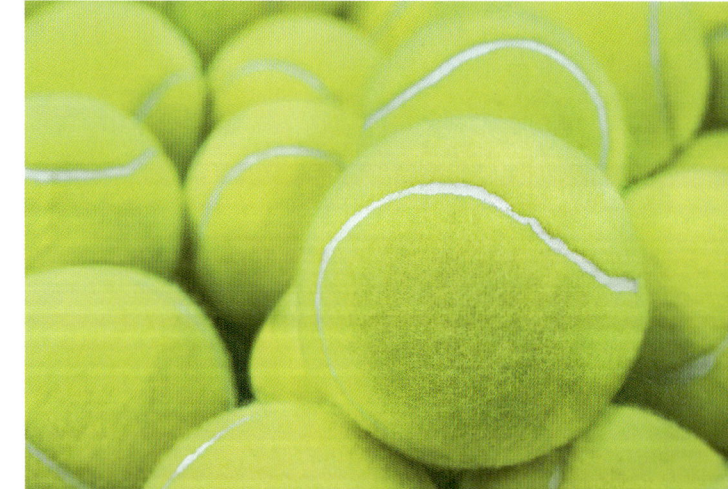

SCHARFMACHER SANDPAPIER
Soforthilfe bei stumpfer Schere

Geschenkpapier, Packpapier, Plastikfolien, Gummibänder und Karton – selbst die schärfste Haushaltsschere hat irgendwann einmal ausgedient. Viele werfen ihre stumpfen Scheren inzwischen einfach weg – denn wann kommt schon einmal ein Scherenschleifer vorbei? Vielleicht einmal im Jahr, wenn überhaupt.

Die Warterei hat ein Ende – mit diesem einfachen Trick. Um Ihre Schere wieder flottzubekommen, ist gar kein Schleifgerät nötig, sondern nur einfaches Sandpapier. Das bekommen Sie kostengünstig in jedem Baumarkt. Geeignet ist feinkörniges Sandpapier ab der Körnung 120 und mehr. Je höher die Zahl, umso feiner ist das Schleifpapier. Die Körnung ist auf der Rückseite jeweils angegeben. Und so geht es: Mehrmals in das Sandpapier schneiden – jeweils von hinten und von vorne, und auch ein paar Strei-

fen herunterschneiden. So ist die Schere mit allen Schneideflächen wie runderneuert und im Handumdrehen wieder schön scharf.

Mit dem restlichen Papier können Sie gleich noch Ihren Locher auf dem Schreibtisch schärfen: Papier rein, ein paarmal lochen – fertig!

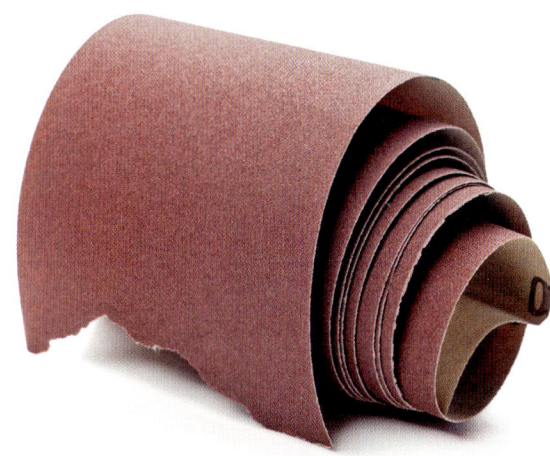

AYURVEDA FÜR DIE PFANNE
Öl schützt Antihaftbeschichtung

Pfannen mit Antihaftbeschichtungen sind praktisch für Figurbewusste, weil sie damit wenig oder gar kein Fett brauchen. Manchmal allerdings sollten Sie Ihrer Pfanne bewusst einige Tropfen Öl gönnen. Das pflegt das Material und schont die Beschichtung. Antihaftversiegeltes Koch- und Bratgeschirr soll ja nicht in die Spülmaschine, weil das Spülsalz die Beschichtung angreifen könnte.

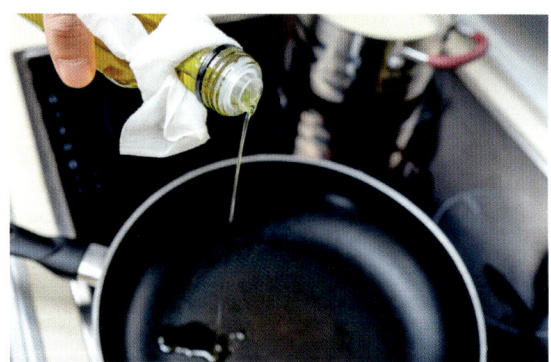

Also geben Sie nach dem Handspülen regelmäßig etwas Öl in die trockene Pfanne und verreiben es mit einem weichen Lappen. Das empfiehlt sich für alle Versiegelungen – egal, ob Teflon oder Keramik. Trotzdem: Selbst bestens gepflegte beschichtete Pfannen sind nichts für die Ewigkeit.
Die Antihaftwirkung lässt mit der Zeit nach. Wer in der Woche drei- bis viermal etwas anbrät, der braucht vermutlich nach ein bis zwei Jahren eine neue Pfanne.

Wie merke ich, ob die Temperatur stimmt? Dazu einen nassen Teelöffel in der Pfanne abtropfen lassen. Sobald das Wasser leicht tänzelt und ein Zischen zu hören ist, passt die Temperatur. Jetzt kann sogar ein wenig runtergeschaltet werden.

AUF DRAHT
Kalkhexe schützt den Wasserkocher

Was haben Augsburg, München und Würzburg gemeinsam? Ziemlich kalkhaltiges Wasser. Man sieht es am Wasserkocher, der ist innen regelmäßig mit einer Kalkschicht überzogen.

Hier erweist eine sogenannte Kalkhexe einen guten Dienst. Gemeint ist damit ein Geflecht aus Edelstahl, etwa so groß wie eine Daumenkuppe. Daran siedeln sich die Kalkteile aus dem Wasser an. Der Verbraucher-Service Bayern hat sie getestet und Hauswirtschaftsmeisterin Josefa Stegherr bestätigt: „Es funktioniert. Wir haben das vier Wochen lang ausprobiert mit einem Wasserkocher und da hat sich einiger Kalk angesammelt. Ich habe das Drahtgeflecht trocknen lassen und dann den Kalk ausgeschüttelt. In den vier Wochen habe ich mindestens einen Esslöffel voll Kalk raus."

Und gleichzeitig hat sich in dieser Zeit nur eine leichte Kalkschicht im Wasserkocher selbst abgelagert. Die Kalkhexe hilft also, dass Ihr Topf nicht so schnell verkalkt wie sonst. Das spart Mittel wie Essig oder Zitronensäure zum Entkalken. Und Sie sparen Energie. Denn je dicker die Kalkschicht ist, desto mehr Strom ist nötig, um das Wasser zu erwärmen.

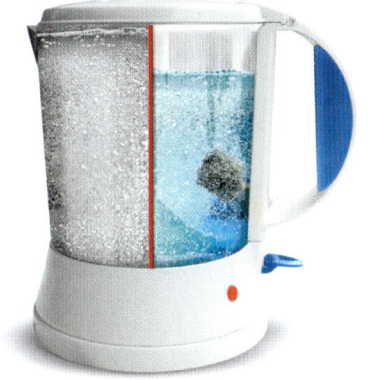
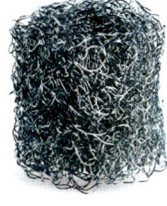

OUTDOORKLEIDUNG
Nicht bei jedem Waschen imprägnieren

Bei Wind und Wetter raus – mit Outdoorkleidung kein Problem. Eine spezielle Oberflächenbehandlung macht Anoraks und Hosen wasser- und winddicht und hält sie gleichzeitig atmungsaktiv. Auf dem Etikett heißt das: DWR – durable water repellent. Um das zu erhalten, verzichten viele auf häufiges Waschen. Oft zu lange. Denn regelmäßiges Waschen ist wichtig, um Schmutz, Schweiß und Reste von Sonnencremes zu entfernen. Nur so bleibt die Feuchteregulierung im Inneren erhalten.

Nicht bei jedem Waschen muss allerdings neu imprägniert werden. Oft reicht erst einmal eine Hitzebehandlung, um die Membran wieder dicht zu machen: Den Wäschetrockner bei 60 Grad für ca. 20 Minuten laufen lassen. Oder mit dem Bügelei-

sen trocknen – dazu zwischen Bügeleisen und Material ein Tuch legen. Danach hat sich das Material regeneriert und Wassertropfen perlen wieder ab. Erst wenn das nicht mehr hilft, empfiehlt sich eine Behandlung mit einem Spezialmittel. Bequem sind sogenannte Wash-Ins für die Waschmaschine. Aber sie haben einen Nachteil: Sie imprägnieren gleichzeitig die Stoff-Innenseite. Das ist unnötig und kann die Atmungsaktivität des Innenmaterials sogar beeinträchtigen.

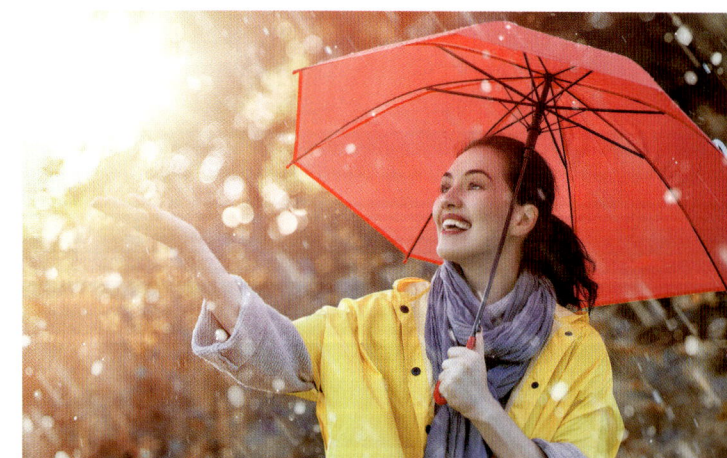

GUTE NACHBARSCHAFT
Unreifen Früchtchen auf die Sprünge helfen

Das Angebot im Supermarkt ist verlockend, aber die preisgünstigen Avocados, Mangos oder Papayas sind noch steinhart. Also doch lieber nicht kaufen? Nein, greifen Sie zu, denn die unreifen Früchte reifen von allein nach. Und falls Ihnen das zu lange dauert, helfen Sie ganz natürlich nach. Mit Obst, das ebenfalls von sich aus nachreift – so wie Äpfel, Birnen und Aprikosen. Im reifen Zustand sondern sie weiter das Reifungsgas Ethylen ab und unterstützen damit den unreifen Zukauf.

Heißt aber: Im Obstkorb sollte man nicht wahllos alles miteinander mischen. Schon recht weiche Birnen neben Äpfeln können leicht matschig werden. Aber es gibt auch Obstsorten, die nicht nachreifen: Ananas und alle Beerenfrüchte etwa. Heidel- oder Erdbeeren, die im Ethylen-Nebel von Äpfeln und Co. liegen, können schneller schimmeln. Gute Nachbarschaft kommt also nicht von ungefähr!

Wenn im Herbst die selbst gezogenen Tomaten nicht mehr genug Sonne abbekommen, trotzdem abernten. Sie reifen auf der Fensterbank. Oder Sie platzieren sie extra neben Äpfeln und Birnen – so werden sie umso schneller rot und entfalten ihr Aroma.

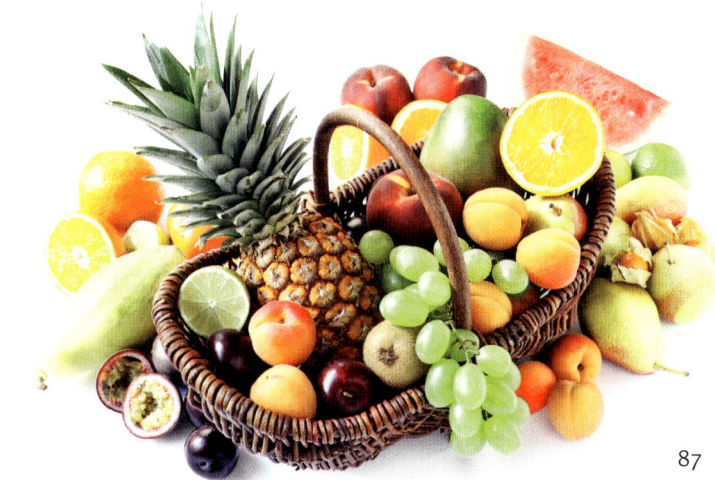

BACK-NACHHILFE
Hochprozentiges für den Teig

Wochenende – Sie wollen einen Kuchen backen und verflixt – das Backpulver ist ausgegangen. War's das jetzt mit Rührteig und Co.? Gute Nachricht: Nein, vorausgesetzt Sie haben einen klaren Schnaps daheim: Rum oder Wodka. Je hochprozentiger, desto besser. Rum im Kuchen ist ja an sich nichts Ungewöhnliches. Sein feines Aroma verbessert den Geschmack. Aber reiner Alkohol als Alternative zu Backpulver? Er ist tatsächlich ein Nothelfer, weil er den Teig schön aufgehen lässt und den Kuchen locker macht. Er gilt wie Hefe als ein natürliches Backtriebmittel.

Grobe Umrechnungsformel: Drei Esslöffel Rum oder anderen Alkohol auf 500 Gramm Mehl. Und die Eier am besten getrennt in den Teig. Denn steif geschlagenes Eiweiß lockert das Gebäck zusätzlich auf, genauso wie besonders intensives Rühren. Also ruhig ein paar Runden mehr mit dem Mixer. Allerdings:

Dass Alkohol bei hohen Backtemperaturen automatisch verdampft, wie es oft heißt, stimmt nicht. Das geschieht nur teilweise und deshalb ist dieser hochprozentige Kuchen leider nichts für Kinder.

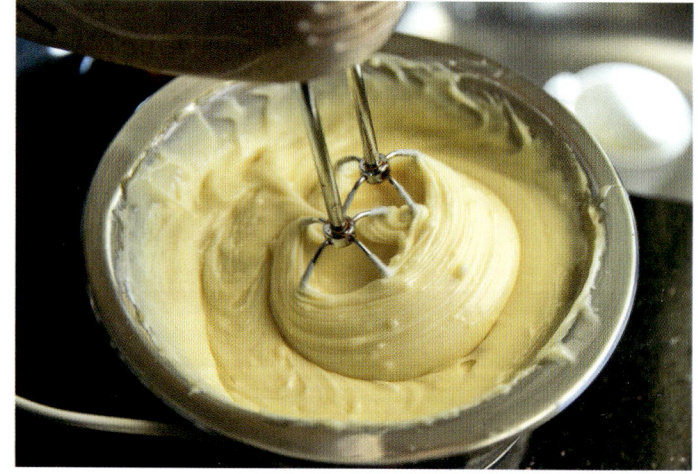

ÜBERWINTERN
So bleiben Äpfel knackig

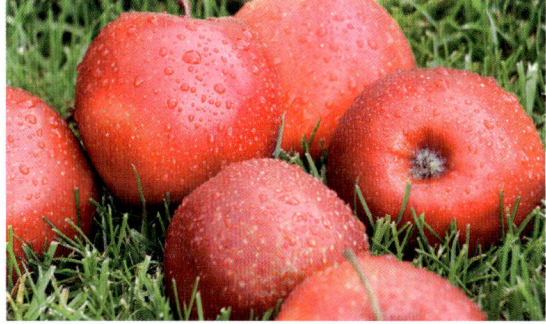

Hatten die feuchten Keller früher einen Vorteil? Zum Überwintern von Äpfeln auf jeden Fall. Moderne Keller sind trocken und warm und damit nicht ideal für Lagerobst. Wohin also mit der Apfelernte aus dem eigenen Garten? Nach ein paar Wochen werden die knackigen Früchte zum schrumpeligen Etwas, weil ihnen Feuchtigkeit fehlt.

Deshalb machen Sie es wie die Profis am Bodensee, wo eines der größten Obstanbaugebiete Deutschlands liegt, rät Hauswirtschaftsexpertin Josefa Stegherr vom Verbraucher-Service Bayern: „Ich wohne in der Nähe von Lindau, die Apfel-Großhändler packen ihre Äpfel in gelochte Plastiktüten. Durch die Löcher kann das Reifegas Ethylen entweichen und die Äpfel halten sich wunderbar über Monate hinweg."

Am besten eignen sich die lebensmittelechten Tüten aus der Gemüseabteilung im Supermarkt. Nach dem Einkaufen finden sie damit eine sinnvolle Zweitverwertung. Mit einer Gabel oder einer Stricknadel ein paar Löcher reinstupfen und fertig. Genauso lassen sich ebenfalls Birnen überwintern.

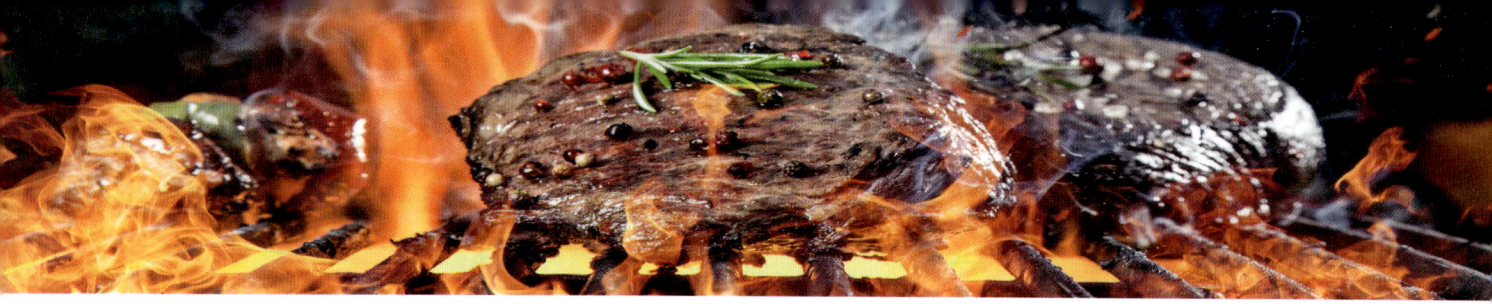

GRILLPARTY
Kein Frust mit verklebtem Rost

Laue Sommerabende sind die beste Zeit für Grilleinladungen. Aber das Brutzeln von Spareribs, Würsteln und mariniertem Gemüse hinterlässt leider seine Spuren. Selbst wenn man vorher alles noch so sorgfältig eingeölt hat. Und wer putzt danach Grillrost und Co.?

Ganz einfach: Lassen Sie doch einmal die Natur für sich arbeiten. Sobald der Tisch abgeräumt ist, nehmen Sie den noch warmen Rost vom Grill und legen ihn auf den Rasen, eventuell mit einer Lage Zeitung dazwischen, falls Sie Angst um Ihr gepflegtes Grün haben.

Die kleine Wiesen-Kur ist nichts anderes als eine andere Art des Einweichens, wie Sie es sonst in der Küche machen. Nur mit dem Unterschied, dass Sie sich in diesem Fall den nächtlichen Tau zunutze machen. Der hat über Stunden genügend Zeit, die Verkrustungen am Rostgitter aufzuweichen.

Der Erfolg ist am nächsten Morgen sichtbar. Denn dann lassen sich die braun-schwarzen Verfärbungen ganz mühelos mit einem Schwamm oder einer Bürste entfernen. Die beste Vorbereitung für das nächste BBQ.

BISSFEST
Bananen länger frisch halten

Wann schmecken Ihnen Bananen am besten? Noch etwas grün, leuchtend sonnengelb oder wenn sie schon anfangen, leicht braun zu werden? Dann sind sie am süßesten, weil sich mit der Zeit ihr Zuckergehalt erhöht. Wer sie eher bissfest bevorzugt, kann sich zwei Tricks von Experten abschauen:

1.) Die Früchte bleiben daheim länger frisch, wenn sie nicht einzeln, sondern im Verbund aufbewahrt werden. Und

2.) ist Ihnen vielleicht schon aufgefallen, dass in manchen Obstabteilungen die Bananen am Stielanfang fest mit einer Plastikfolie umwickelt sind? Das hat einen guten Grund: So wird der Reifungsprozess etwas verlangsamt, weil weniger von dem Reifegas Ethylen verströmt wird. Deshalb sollten Bananen auch möglichst nicht neben Äpfeln, Birnen und

Tomaten liegen, denn die sondern ebenfalls Ethylen ab. Den erwähnten Plastikfolien-Turban also ruhig auch nach dem Einkauf noch dranlassen. Die Temperaturen im Kühlschrank sind den Südfrüchten zu kalt. Wenn die Bananen nach einigen Tagen doch schon zu reif sind, eignen sie sich noch prima zum Kuchenbacken oder für eine Fruchtmilch.

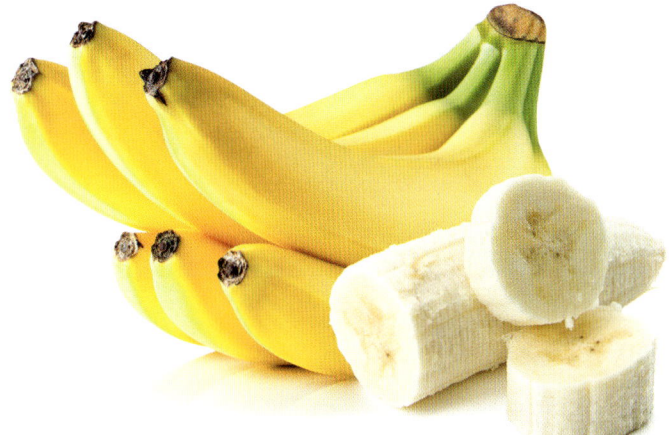

SPORENLOS SAUBER
Ganz ohne Anti-Schimmel-Mittel

Schimmel bildet sich leicht dort, wo es feucht ist – in der Duschkabine oder in den Fensternischen von Küche und Bad. Bevorzugte Stellen sind Fugen und Ecken. Um Sporen zu entfernen, sind nicht automatisch chemische Keulen nötig. Im Handel gibt es eine ganze Palette an Schimmel-Entfernern. Sie wirken zuverlässig, aber sie haben oft einen entscheidenden Nachteil: Sie können die Atemwege reizen, noch dazu sind sie meist überflüssig. Das hat wiederholt die Stiftung Warentest bestätigt.

Genauso gut und um ein Vielfaches billiger sind Hausmittel. Zum Beispiel Brennspiritus aus dem Drogeriemarkt. Ein Liter kostet um einen Euro. Aber ein nicht so wertvoller Schnaps aus der Hausbar tut es genauso. Je hochprozentiger er ist, desto besser tötet er die Schimmelsporen ab.

Ebenfalls wirksam ist Wasserstoffperoxid aus der Apotheke. Damit Sie sicher alle Schimmelsporen erwischen, empfiehlt es sich, diese Mittel zweimal anzuwenden.

Regelmäßig lüften und ausreichend heizen sind die beste Vorbeugung, dass sich kein neuer Schimmel mehr ansiedelt.

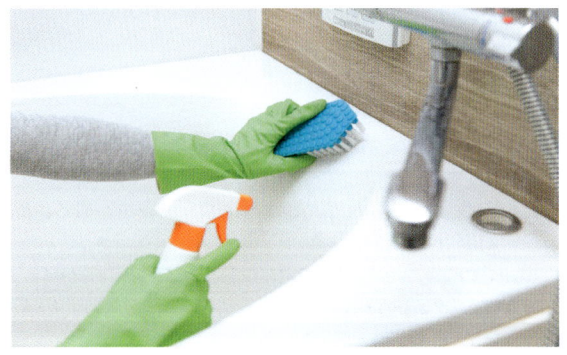

KUPFERGESCHIRR
Edel, aber bitte ohne Patina

Töpfe und Pfannen aus Kupfer sind wieder angesagt. Denn Kupfer leitet und speichert hervorragend Wärme. Ideal zum Kochen.

Unlackierte Gegenstände aus Kupfer aber verfärben sich mit der Zeit. Das ist nicht zu verhindern, denn durch Sauerstoff werden sie automatisch dunkler. Die gute Nachricht: Der schöne Glanz ist auch ohne teure Spezialmittel leicht wieder herzustellen.

Im Netz kursieren dazu zahlreiche Tipps, zum Beispiel Polieren mit Ketchup. Wenn Sie lieber auf eine rote „Schmierage" verzichten möchten, nutzen Sie diese bewährte Rezeptur: Salz und Essig. Josefa Stegherr vom Verbraucher-Service Bayern: „Ganz normales Kochsalz mit einem einfachen Essig – etwa Branntweinessig – zu einem Brei verrühren. Fertig ist die Polierpaste. Damit das Kupfer abreiben, abspülen

und mit einem weichen Tuch polieren. Im Nu sind die Kupfersachen wieder hell und glänzend." Mit dieser Salz-Essig-Paste wird auch Messing wieder funkelnd, etwa alte Türklinken.
Falls Sie rätseln, warum Ketchup empfohlen wird – der Blick auf die Inhaltsstoffe zeigt: Auch hier sind Salz und Essig enthalten.

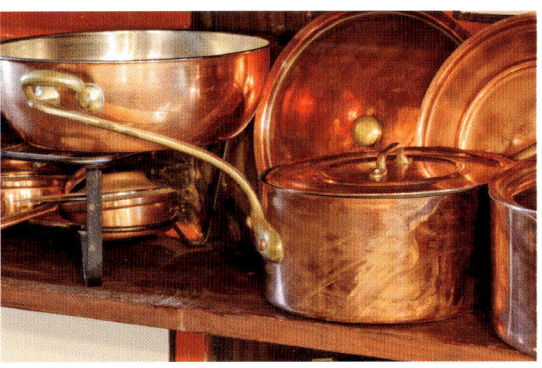

TAUSENDSASSA ZITRONENSAFT
Das Vitamin C für den Haushalt

Zitronensaft darf in der feinen Küche nicht fehlen. Den Eischnee macht er schön fest und beim Marmeladenkochen ist er eine Gelierhilfe. Und wenn es im Hals anfängt zu kratzen und sich eine Erkältung ankündigt, schwören viele auf ein heißes Wasser mit Zitrone. Die Zitronensäure an sich erleichtert zusätzlich die Arbeiten im Haushalt – ganz gleich, ob sie aus frischen Früchten stammt oder synthetisch hergestellt ist.

Sie ist ein wirksames und gleichzeitig schonendes Entkalkungsmittel und deshalb für Wasserkocher und Kaffeemaschinen empfehlenswerter als Essigsäure. Da Zitronensäure weniger aggressiv ist, eignet sie sich zudem ideal zum Reinigen für alle Armaturen im Bad und in der Küche. Auch hier könnte Essigsäure das empfindliche Material eher angreifen.

Mythos Zitronensaft als Fleckenentferner!
Ein Kugelschreiber-Fleck auf Bluse oder Hemd ist ärgerlich.
Denn der ist hartnäckig – schnell mit Wasser
auswaschen klappt jedenfalls nicht. Hier wird gerne behauptet,
Zitronensaft sei das Zaubermittel. Vergessens Sie's.
Diesen Fleck sollten Sie stattdessen mit Alkohol – es geht auch
der Korn aus der Flasche – betupfen und
nach der nächsten Wäsche ist er weg.

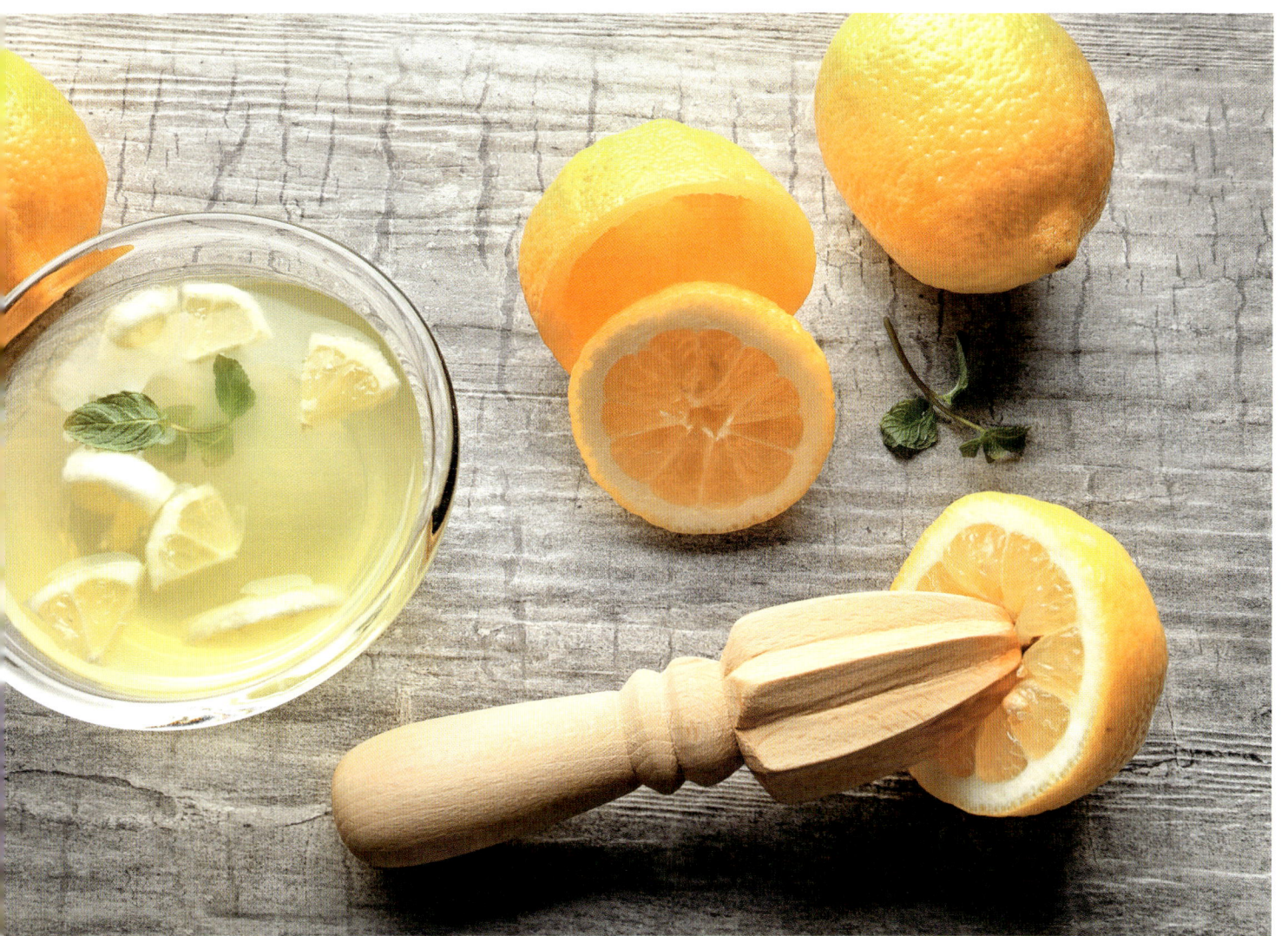

ADE
Flieg, Fruchtfliege, flieg ...

Bei ihnen hört die Tierliebe für die meisten von uns auf: bei Fruchtfliegen.

Die Winzlinge werden nur zwei Millimeter groß und lassen sich genüsslich auf Obst nieder und ebenso gern auf Wein- und Fruchtsaft-Resten in Gläsern.

Im Spätsommer haben sie ihre Hoch-Zeit – kein Wunder bei dem üppigen Frucht-Angebot. Fruchtfliegen sind sofort zur Stelle, wenn etwas schon sehr reif ist und sich vielleicht nur eine einzige angeschimmelte Beere versteckt hat. Die Gärungsstoffe locken sie an.

Mit diesem kleinen Rezept sind Sie die Plagegeister schnellstens wieder los:

Man verrühre drei Esslöffel Essig, einen Schuss Fruchtsaft oder Wein und einen Spritzer Spülmittel. Alles in ein Glas und das einfach offen stehen lassen. Diese Mischung zieht Fruchtfliegen magisch an und sie tappen in diese kleine Er-trinkungs-Falle.

Ihr Mitgefühl ist unnötig, denn die Fliegen vermehren sich rasant: Ein Weibchen legt in wenigen Tagen rund 400 Eier ab – und am liebsten natürlich direkt in Ihren Obstkorb. Ab jetzt garantiert nicht mehr!

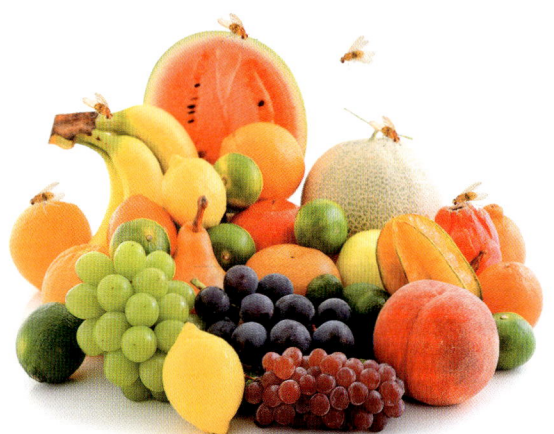

VÖLLIG LOSGELÖST
Preisschilder einfach entfernen

Die neuen Schuhe, die neuen Gläser, die neue Vase, der neue Bohrer – egal, was Sie gerade gekauft haben, alles ist fein säuberlich etikettiert und mit Artikelnummer und Preis versehen. Fast könnte man den Eindruck gewinnen, das soll für die Ewigkeit halten. Was für den Handel praktisch sein mag, ist für die Verbraucher allerdings nervig. Denn nur wirklich selten lassen sich diese Barcodes problemlos wieder entfernen.

Mit den Fingernägeln rumzupfen bringt rein gar nichts. Denn die verbleibenden weißen Reste will man ja schließlich auch nicht.

Ein altes Hausmittel heißt: Mit Fett lösen, also mit ein wenig Öl einreiben. Oder das Preisschild mit einer kleinen Mischung aus Spülmittel und Wasser bearbeiten. Beides hilft tatsächlich.

Um einiges einfacher und schneller aber funktioniert diese Methode: Nehmen Sie Ihren Fön im Bad und stellen das Gebläse auf „heiß". Jetzt den Fön auf das Etikett richten. Sie werden erstaunt sein, wie mühelos es sich danach ablösen lässt – ohne jedes weitere Hilfsmittel.

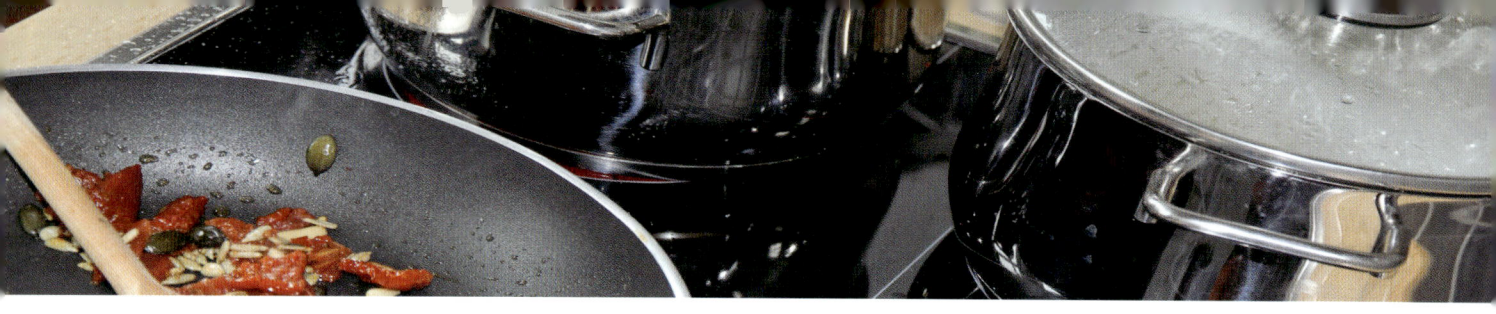

KEIN TOPF OHNE DECKEL
Energiesparen in der Küche

Energieverbrauch im Haushalt. Raten Sie mal, wie viel wir allein für Kochen und Backen verbrauchen? Fast ein Fünftel macht das von der gesamten Stromrechnung aus. Gut, dass sich da einiges einsparen lässt.

Da reichen schon Kleinigkeiten. Etwa: Nie oben ohne. Egal, ob Kochen oder Dämpfen – ein Deckel gehört immer auf den Topf. Denn ein offener verbraucht 65 Prozent mehr Strom als ein geschlossener. Am besten sind Glasdeckel. So können Sie jederzeit einen Blick auf Ihr Essen werfen – ohne ständiges Auf und Zu.

Ein anderer Spar-Tipp: Nudeln kochen. Wo machen Sie das Wasser heiß? Im Topf oder im Wasserkocher? Vom Energieverbrauch ist der Wasserkocher unschlagbar: Er erhitzt einen Liter Wasser für nur zwei Cent. Auf dem Elektroherd ist es fast doppelt so teuer und in der Mikrowelle fallen fünf Cent an. Oder Beispiel Kuchenbacken. In vielen Rezepten steht: Vorheizen. Diesen Hinweis können Sie getrost vergessen, denn das ist bei modernen Öfen völlig unnötig und spart Ihnen bis zu 20 Prozent Energie ein.

BRAUNES GOLD
Kaffee, der Schlechte-Luft-Filter

Ganz normaler Kaffee ist gleich dreimal gut – frisch aufgebrüht zum Genießen, der Kaffeesatz als Pflanzendünger und das frische Pulver neutralisiert unangenehme Gerüche. Gerade weil Kaffee leicht Fremdgerüche annimmt, soll er ja immer gut verschlossen werden. Diese geruchsbindende Eigenschaft können Sie sich umgekehrt als Geruchsfilter zunutze machen.

Das schafft selbst das preisgünstigste Angebot im Supermarkt. Einfach eine kleine Schale mit ein wenig Kaffeepulver dort hinstellen, wo Sie die Luft verbessern möchten. Das kann im alten Schrank vom Flohmarkt sein, der ein wenig muffelt, oder im fabrikneuen Schrank aus dem Geschäft, der noch wochenlang Chemikalien ausdünstet. Wie ein Magnet wirkt Kaffeepulver auch im Kühlschrank. Wenn geruchsintensive Käsesorten wie Romadur und Limburger die Lufthoheit übernehmen, stoppt das automatisch eine Portion Kaffeepulver.

Die Schale mit Pulverkaffe kann ohne Weiteres bis zu vier Wochen als natürlicher Bedufter stehen bleiben. Gute Luft – allein durch das wohlriechende Kaffee-Aroma!

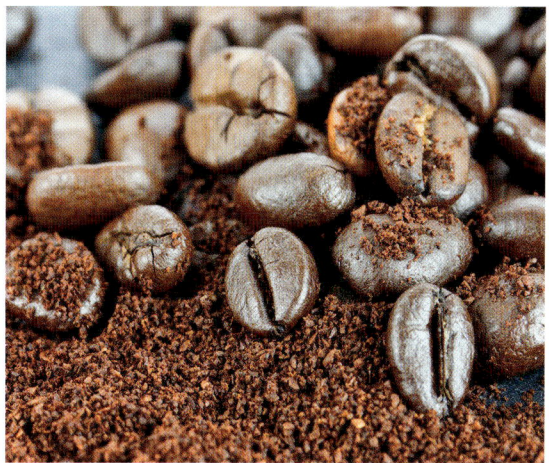

PANNENHILFE
Wenn der Kuchen auseinanderfällt

Der Kuchen ist fertig: Er duftet köstlich aus dem Backofen und sieht wunderbar aus. Und dann passiert es: Sie wollen ihn auf einen Teller stürzen und er bricht auseinander. Was tun mit diesem zweigeteilten Unglück? Das Zauberwort der Kuchen-Pannenhilfe heißt hier ganz simpel: Zusammenkleben!

Je nachdem, was es für ein Kuchen ist, eignen sich dafür flüssige Schokolade – eventuell mit ein wenig Sahne verrührt –, Marmelade oder ein Zuckerguss. Der besteht aus Eiweiß und Puderzucker. Das Eiweiß mit einer Gabel verrühren und mit so viel Puderzucker vermischen, bis eine zähe Paste entsteht, die sich gut auf die eine Hälfte des Kuchens verstreichen lässt. Die andere Hälfte dann nur noch draufsetzen und andrücken.

Für das Missgeschick gibt es meist zwei Ursachen: Einmal ist es Ungeduld. Damit es kein zweites Mal passiert, den Kuchen in der Form gut auskühlen lassen, dann löst er sich umso leichter. Eine andere Ursache: Die Antihaftbeschichtung ist zu alt. Dann hilft nur eins, eine neue Backform zu kaufen.

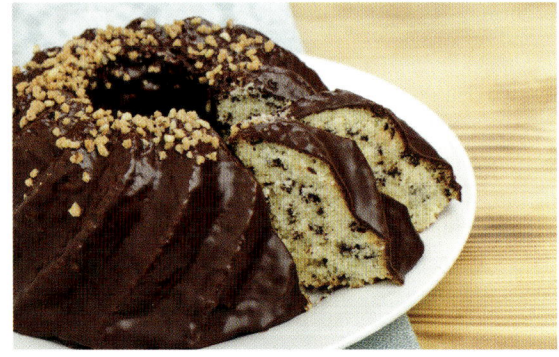

T-SHIRT-ALARM
Mysteriösen Löchern auf der Spur

Egal, ob Billig-Pulli oder -T-Shirt oder ob teure Markenware: Nach einigen Waschgängen sind im Gewebe plötzlich winzige Löcher. Wo kommen die her? Die meisten denken sofort an Motten. Das ist zwar möglich, aber eher unwahrscheinlich, wenn die übrige Wäsche keine Löcher hat. Prinzipiell machen sich Motten eher an Wollsachen und weniger an Textilien aus Baumwolle.

Eine andere mögliche Ursache ist die Waschmaschinentrommel. Vielleicht ist sie an einer Stelle aufgeraut – etwa durch Metall-Reißverschlüsse, die beim Waschen nicht geschlossen sind. Das kann die Trommel schädigen. Um das herauszufinden, reiben Sie sie langsam mit einem Wattebausch aus. Bleibt die Watte hängen, können Sie versuchen, die Stelle mit einem feinen Sandpapier abzuschleifen. So ist Ihre Wäsche wieder geschützt.

Wahrscheinlicher aber ist die dritte mögliche Ursache für die Löcher im Pulli: Ungleich gesponnene Baumwollfäden! Sie sind an manchen Stellen dünner und reiben sich mit der Zeit auf. Das ist ein eindeutiger Qualitätsmangel und deshalb raten Verbraucherschützer in dem Fall zu reklamieren.

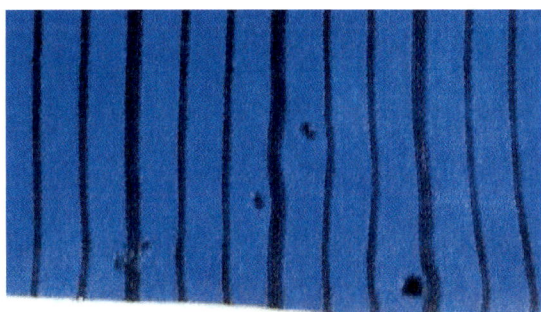

ANGEBRANNT
So retten Sie den Geschmack

Das Gulasch oder der Eintopf sind angebrannt. Wer jetzt schnell genug reagiert, kann das Gericht noch retten und muss nicht das komplette Essen wegschütten. Als Erstes heißt es, alles sofort raus aus dem Topf und in einen anderen umfüllen. Aber das allein hilft nicht gegen den verbrannten Geschmack. Wie wird das Essen wieder schmackhaft?

Heidrun Schubert, Ernährungsexpertin bei der Verbraucherzentrale Bayern, empfiehlt gegen den Brandgeruch Zucker: „Er neutralisiert so gut, dass oft schon eine Prise Zucker ausreicht und der verkohlte Geschmack ist weg." Speziell bei einem Gulasch eignen sich ein wenig Milch oder Sahne. Die unerwünschten Röststoffe werden auch durch Mehl gebunden. Dazu einen kleinen Mehlteig machen: In einer Tasse Mehl mit etwas Wasser anrühren und ins Essen geben.

Die intensiven Röststoffe schmecken dann nicht mehr hervor. Aber das alles empfiehlt sich tatsächlich nur ganz am Anfang. Denn zu viele Röststoffe oder gar ein verkohltes Essen sind nicht nur ungenießbar, sondern noch dazu ungesund.

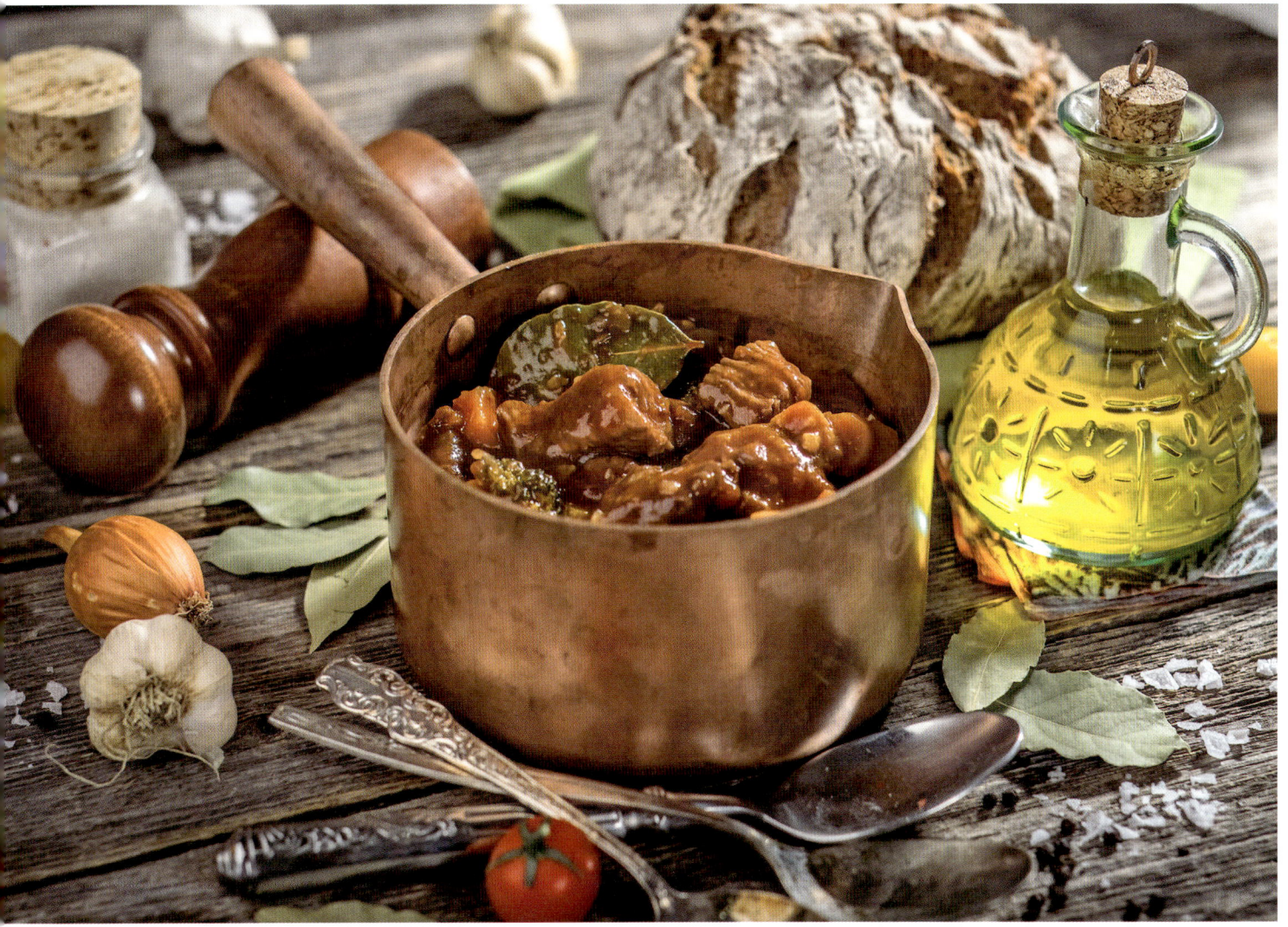

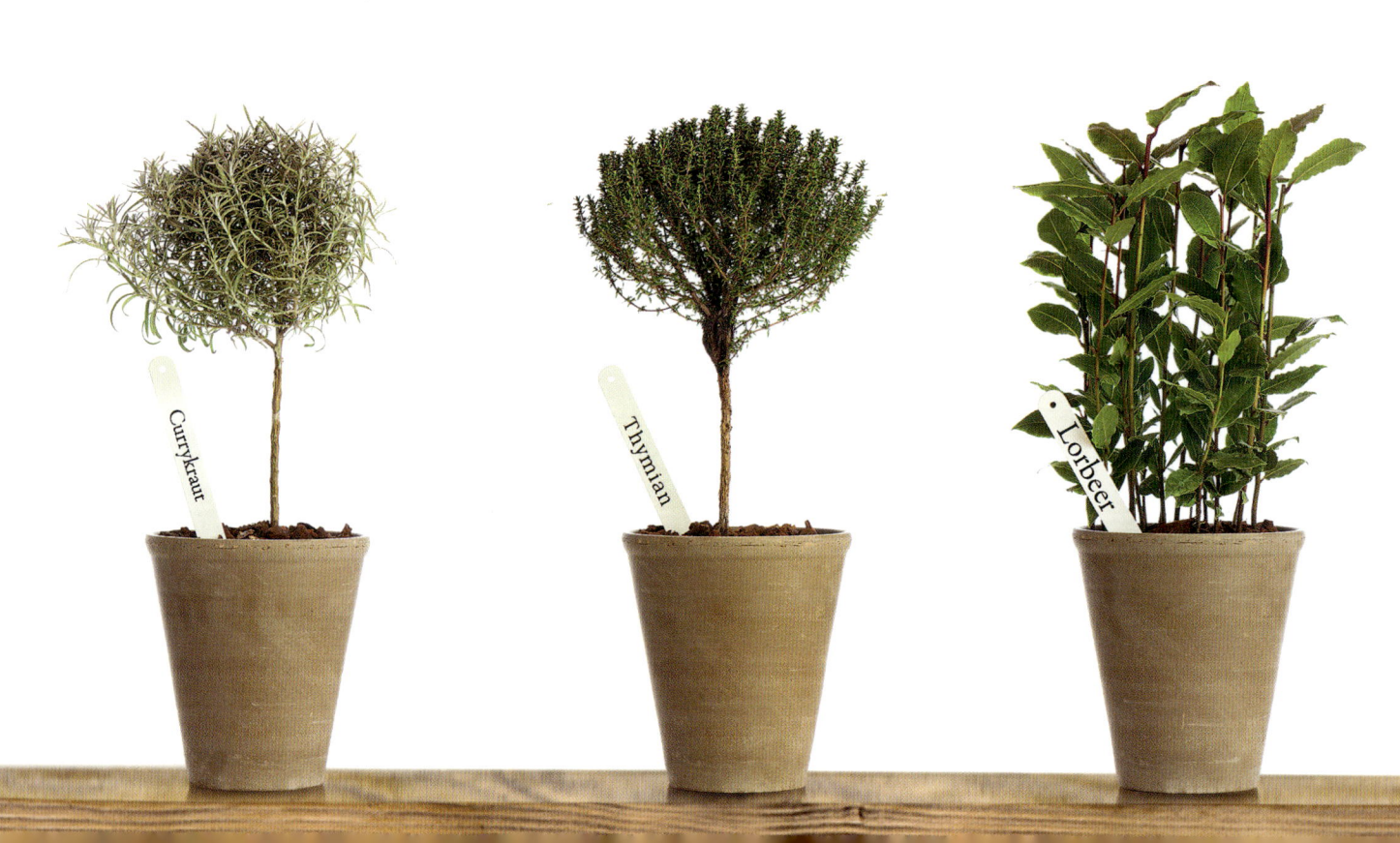

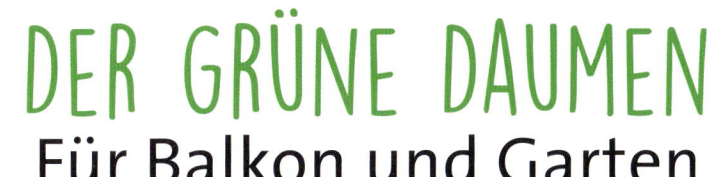

DER GRÜNE DAUMEN
Für Balkon und Garten

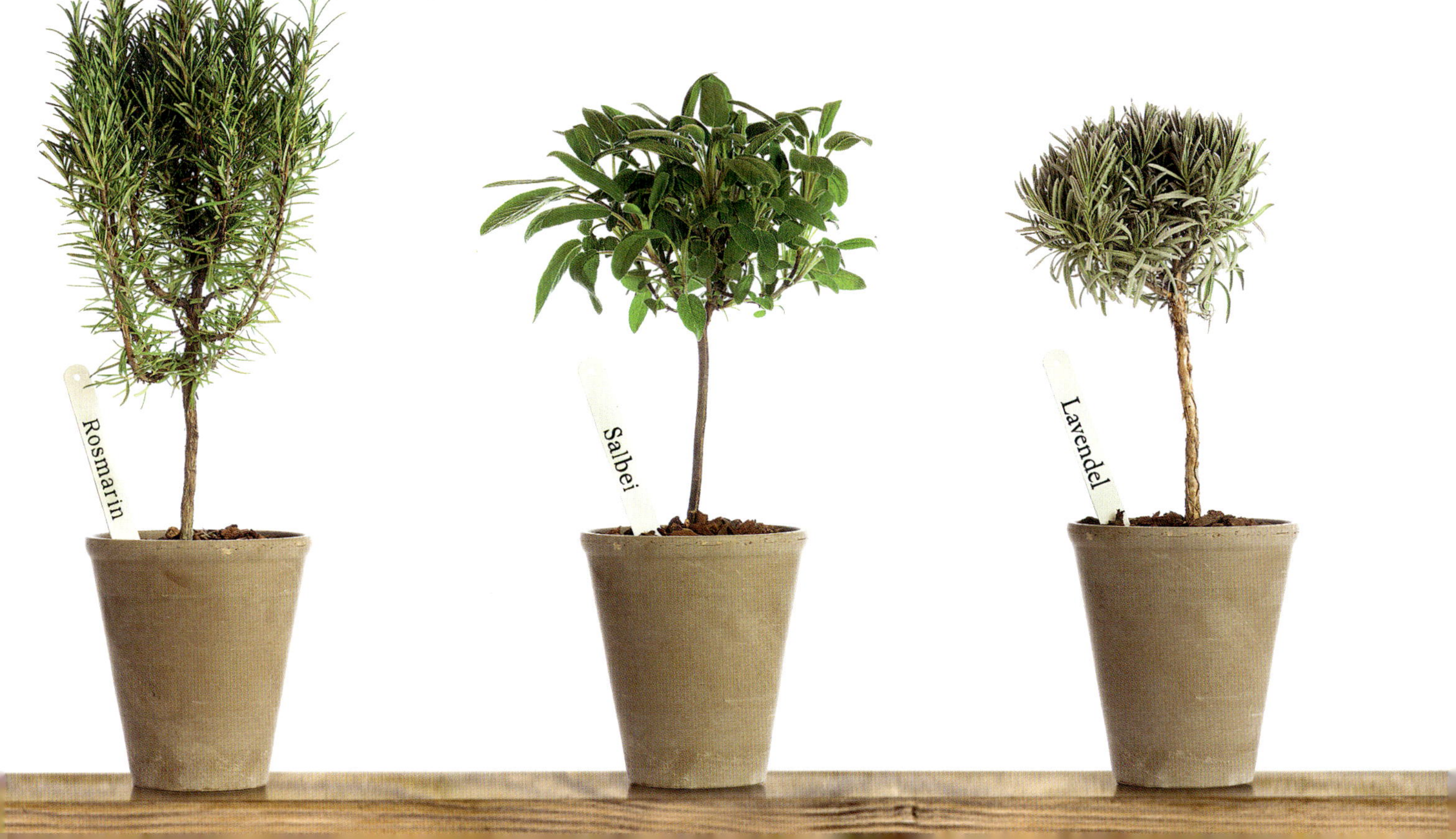

Rosmarin

Salbei

Lavendel

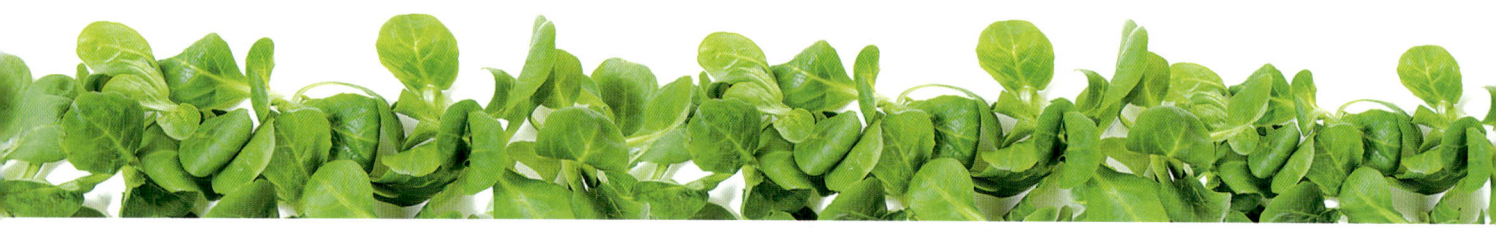

VON DER GEMÜSEBOX AUF DEN TISCH
Feldsalat vom Balkon

Er ist typisch für den Herbstanbau – der Feldsalat. Und das Schöne, für ihn brauchen Sie nicht einmal einen Garten. Ihren persönlichen Feldsalat können Sie ganz bequem auf dem Balkon selbst ziehen – ohne mühevolles Bücken und ohne gefräßige Schnecken! Nötig ist dazu nur eine kleine luftdurchlässige Plastikbox und schon kann es losgehen.

Ein handliches Maß ist die Größe von 40 auf 60 cm. Auf den Boden eine Plastikfolie ausbreiten, damit später überschüssiges Gieß-Wasser nicht auslaufen kann. Darauf kommt eine zwei bis drei cm hohe Schicht Blähton. Er dient als Drainage, um spätere Staunässe zu vermeiden. Und zum Schluss eine Lage Erde. Gut geeignet ist ein Kompost-Kultursubstrat direkt vom Gärtner. Auf ungefähr 10 bis 15 cm anhäufeln. In diese Erde dann – nicht zu dicht – 15 Setzlinge einsetzen. Alles andere geht jetzt praktisch wie von selbst. Nur regelmäßig, aber nicht zu stark, gießen. Und schon sechs Wochen später können Sie Ihren eigenen Salat ernten. Noch frischer geht es nicht.

OHNE NADELN BIS ZUM FEST
Frischekick für den Christbaum

Der Trend ist unaufhaltsam – der Zweitbaum ist angesagt: Einen für drinnen und einen für draußen. Der für draußen ist unproblematisch, weil er keiner trockenen Heizungsluft ausgesetzt ist.

Damit aber auch der Fest-Baum für innen schön grün und frisch bleibt, stellen ihn viele in einen gefüllten Wassereimer. Bei Temperaturen um null Grad nimmt der Baum allerdings gar kein Wasser auf. Geht das Thermometer dann aber weiter runter, friert der Baum im Eimer ein. Das macht ihm zwar an sich nichts aus – nur dumm aber, wenn das unmittelbar vor den Feiertagen passiert.

Empfehlenswert dagegen: Den Baum an die molligen 20 und mehr Grad im Haus langsam zu gewöhnen. Am besten schon ein bis zwei Tage vor dem Schmücken von draußen hereinholen und ihn im Treppenhaus oder im Wintergarten zwischenparken. Bevor er dann in den Ständer kommt, erst noch mal ein Stück absägen. So kann er besser Wasser saugen. Und das braucht er reichlich: Je nach Größe können das am Tag ein halber bis zu sogar zwei bis drei Liter sein.

NACHHALTIGE PET-FLASCHE
Schutz für junges Grün

Wenn im Frühjahr fleißig gesät und gepflanzt wird – dann sitzen sie als Feinschmecker schon in den Startlöchern. Ihr Markenzeichen: rotbraune Farbe und immer hungrig – die Nacktschnecken mit ihren gefürchteten Raspelzungen.

Um ihnen ein Schnippchen zu schlagen, braucht es weder Bierfallen – die ja zusätzlich noch die Schnecken aus Nachbars Garten anziehen – noch Schneckenkorn. Es gibt eine viel preisgünstigere Alternative: Leere PET-Flaschen tun es genauso. Sie helfen, damit das zarte Grün ungestört wachsen kann.

Und so geht's: Von großen PET-Flaschen jeweils den Boden abschneiden und sie dann über die frisch gepflanzten Salat- und Gemüsesämlinge stülpen. Das ist schon alles. Damit sie auch dem Wind im wahrsten Sinne standhalten, empfiehlt es sich, sie einige Zentimeter in die Erde zu bohren. Gefräßige Nacktschleimer haben dann garantiert keine Chance mehr. Und gleichzeitig schützt die Flasche in kalten Nächten. So wird die PET-Flasche zugleich noch zum Mini-Treibhaus.

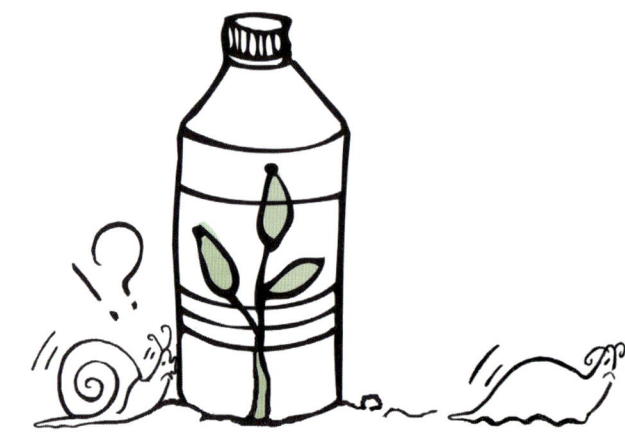

APPETITVERDERBER

Um diese Pflanzen machen Schnecken einen Bogen

Noch besser ist es natürlich, die Schnecken bleiben gleich ganz aus, weil sie Ihre Beetpflanzen überhaupt nicht mögen. Im Nutzgarten ist es schwierig, aber immerhin beim Salat verschmähen sie die Sorten Lollo Rosso und Eichblattsalat. Auch Tomaten und Zwiebeln lassen sie links liegen. Und bei Blumen gibt es eine reiche Auswahl, die nicht auf ihrem Speiseplan steht.

Im Schattenbereich sind das etwa Alpenveilchen, Ballonblume, Fingerhut, Geißbart und Storchschnabel. Und auf der Sonnenseite: Bartnelke, Bergenie, Fetthenne, Jungfer im Grünen, Kapuzinerkresse, Kugeldistel, Löwenmäulchen und Pfingstrose.

Meist reicht es sogar schon, wenn zumindest die Beeteinfassung mit einer dieser Pflanzenarten bestückt wird. Das Ergebnis ist dasselbe: Die nimmersatten Schnecken ziehen enttäuscht weiter. Generell verziehen sie sich bei einem starken Duft, das gilt besonders bei Kräutern: Während sie Petersilie erbarmungslos niedermachen, lassen sie dagegen Lavendel, Rosmarin, Thymian und Schnittlauch völlig in Ruhe.

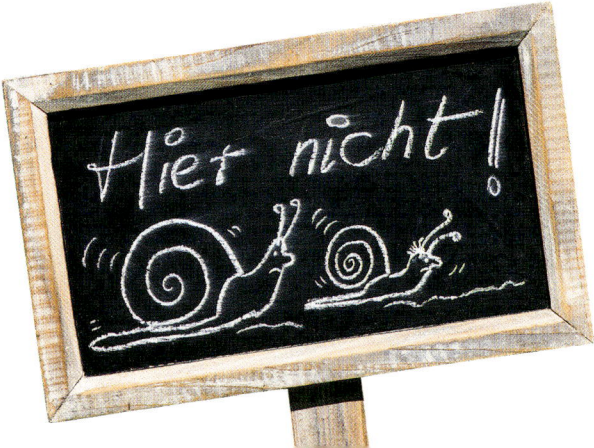

DAUERHAFTER BASILIKUM
Beim Ernten schon an den Nach-Wuchs denken

Anis-Basilikum, Lakritz-Basilikum, Thai-Basilikum, Zitronen-Basilikum und natürlich der klassische, der Genoveser Basilikum. Da ist für jeden Geschmack etwas dabei. Und wer klug erntet, dem reicht ein einziger Kräutertopf den ganzen Sommer über. Und zwar so: Immer nur einen ganzen oder auch nur halben Trieb abschneiden, anstatt einzelne Blättchen abzuzupfen. So treibt der Basilikum stets wieder schön von unten nach.

Oder Sie ziehen aus einem Stängel gleich einen neuen Steckling. Das ist um einiges einfacher, als ihn aus dem Samen zu ziehen.
So geht's: Bei dem ausgesuchten Trieb die obersten drei bis vier Blätter dranlassen und ihn in ein Glas Wasser stellen. Wenn sich nach kurzer Zeit Wurzeln gebildet haben, heißt es umziehen in einen Topf mit Erde. Schon nach zwei bis drei Wochen wächst eine neue Pflanze heran. Wenn Sie gleich mehrere Triebe verwenden, geht es umso schneller.

Praktisch, oder?
Die unteren Blätter verfuttern und aus dem Rest ein kompaktes neues Basilikum-Stöckerl ziehen.

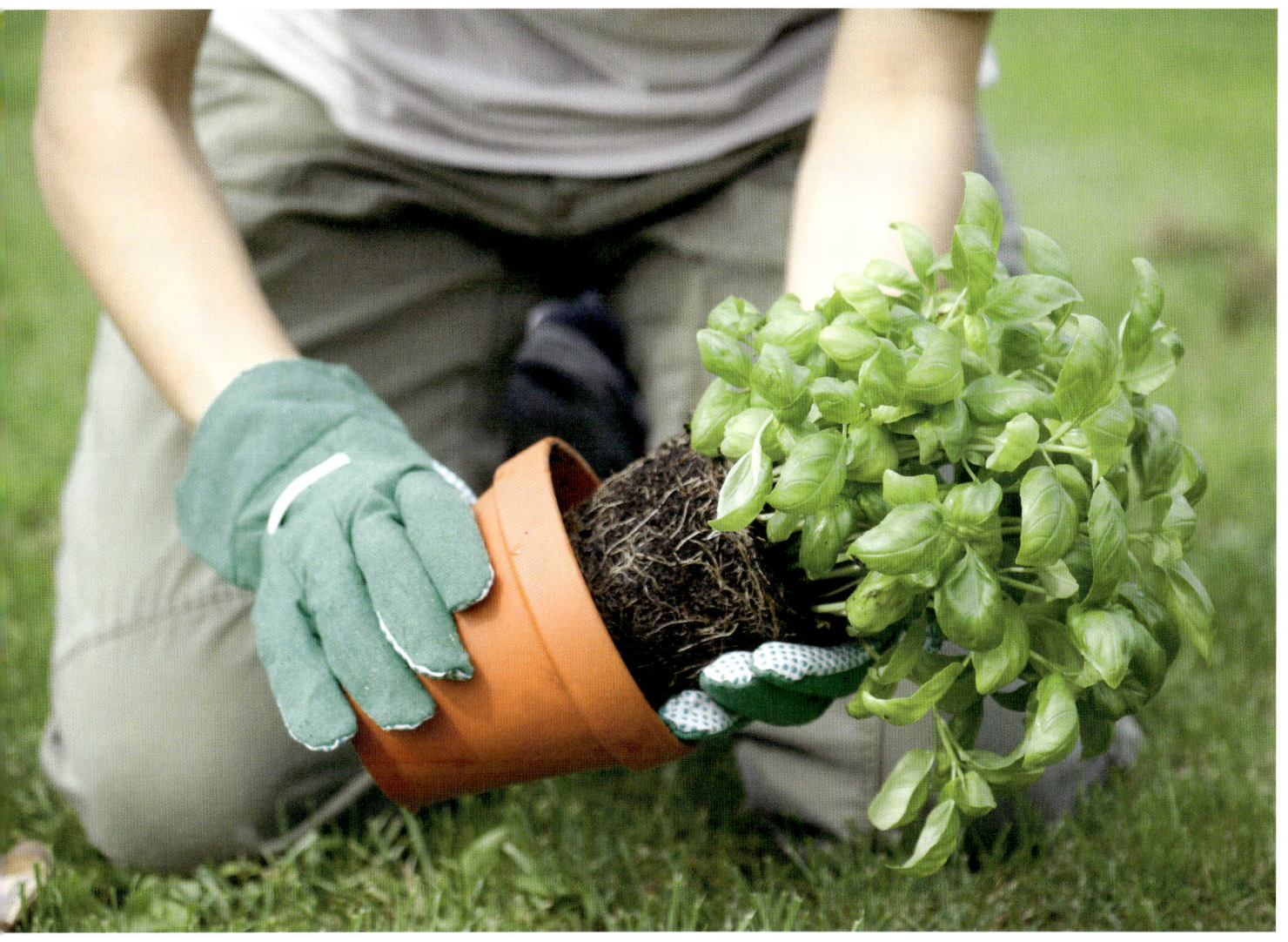

AUSDAUER ZAHLT SICH AUS
Zupfen gegen Ackerwinde und Co.

Zugegeben: Die Ackerwinde mit ihren weiß-rosa-farbenen Blüten sieht hübsch aus. Aber für viele Gärtner ist sie einen Tick zu anhänglich, vor allem wenn sie sich in Windeseile um die Rosenstöcke und andere Blumen schlängelt. Wer sie erst einmal in seinem Beet hat, wird sie so schnell nicht mehr los. „Ein Unkraut ist nichts anderes als eine ungeliebte Blume", meinte die amerikanische Schriftstellerin Ella Wheeler Wilcox. Mag schon sein – im Garten vom Nachbarn, aber nicht im eigenen! Leider bringt der oft gehörte Tipp, tief auszugraben, auf Dauer nichts. Denn kurze Zeit später ist sie zurück. Genauso verhält es sich mit Disteln, Wicken sowie Giersch und anderen Wildkräutern. Gegen sie alle hilft nur eins: Beharrlichkeit. Sprich beständig sein und zupfen, zupfen zupfen! Immer wieder und am besten gleich, wenn sie aus dem Boden sprießen. Die Mühe lohnt sich. Denn irgendwann hat man tatsächlich den Kampf gegen sie gewonnen, weil den entsprechenden Pflanzen die Kraft ausgeht.

EINS, ZWEI, VIELE
Auf zur reichen Tomatenernte

Selbst Garten- und Balkonneulinge haben Erfolg mit eigenen Tomaten – wenn sie am Anfang ein paar kleine Dinge beachten. Am einfachsten ist es, kleine Setzlinge zu kaufen und sie bald in einen größeren Behälter umzutopfen. Immer gut befestigen, denn sie wachsen schnell und brauchen über die gesamte Wachstums- und Ernteperiode eine stabile Stütze.

Klingt etwas seltsam, aber: Sobald sich die ersten Blüten zeigen, den kleinen Stock regelmäßig leicht schütteln. Tomaten bestäuben sich selbst und Sie spielen dann den Wind für sie, vor allem wenn sie windgeschützt stehen. Durch Ihre Hilfe kann sich der Blütenstaub gut verteilen. Wichtig ist bei manchen Arten das Ausgeizen. So nennen das Gärtner, wenn sie die nachwachsenden Triebe in den Blattachsen entfernen. Bei niedrigen Buschtomaten ist

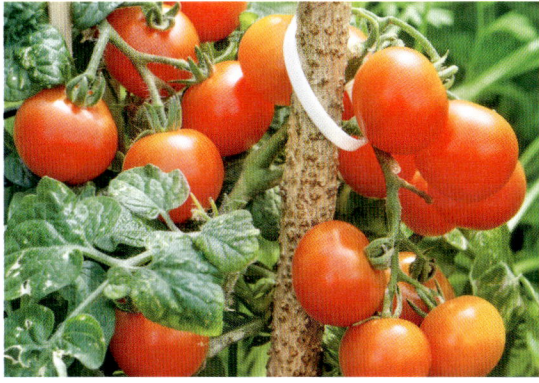

das unnötig, anders als bei Stabtomaten. Die neuen Triebe kosten die Pflanze Kraft, und die soll sie besser in die Früchte investieren. Prima Nebeneffekt: Die Geiztriebe lassen sich als neue Stecklinge nutzen – einfach in neue Erde stecken!

VON OBEN ODER VON UNTEN
Richtig gießen

Viele unserer Topfpflanzen stammen aus tropischen oder subtropischen Regionen. Dort ist ihre Wasserquelle der Regen. Deshalb denken viele: Weil der Regen von oben kommt, sollte auch von oben gegossen werden. „Leider falsch", sagt Bayern 1-Pflanzenexpertin Karin Greiner.

Denn tropischer Regen ist etwas anderes als das Wasser aus der Gießkanne. Beim Regen leiten die Pflanzen das Wasser über die Blätter nach außen oder es rinnt am Stamm herunter. „Gegossen wird immer in die Wurzeln, denn dort trinken sie sozusagen und nehmen das Wasser am besten auf." So vermeidet man, dass sich überschüssiges Wasser in der Mitte der Pflanze sammelt, was das Fäulnisrisiko erhöht.

Die Gartenpflanzen draußen werden ebenfalls direkt in den Boden gegossen. Der ideale Zeitpunkt ist morgens. So kann bis abends alles gut abtrocknen, was gleichzeitig auch die Schnecken weniger anzieht! Wichtig ist, ausreichend zu gießen – an die 1,5–2 Gießkannen pro Quadratmeter dürfen es schon sein. Kleiner Trick für alle, die mit dem Schlauch wässern: Zählen Sie langsam bis zehn oder 15, dann stimmt die Wassermenge.

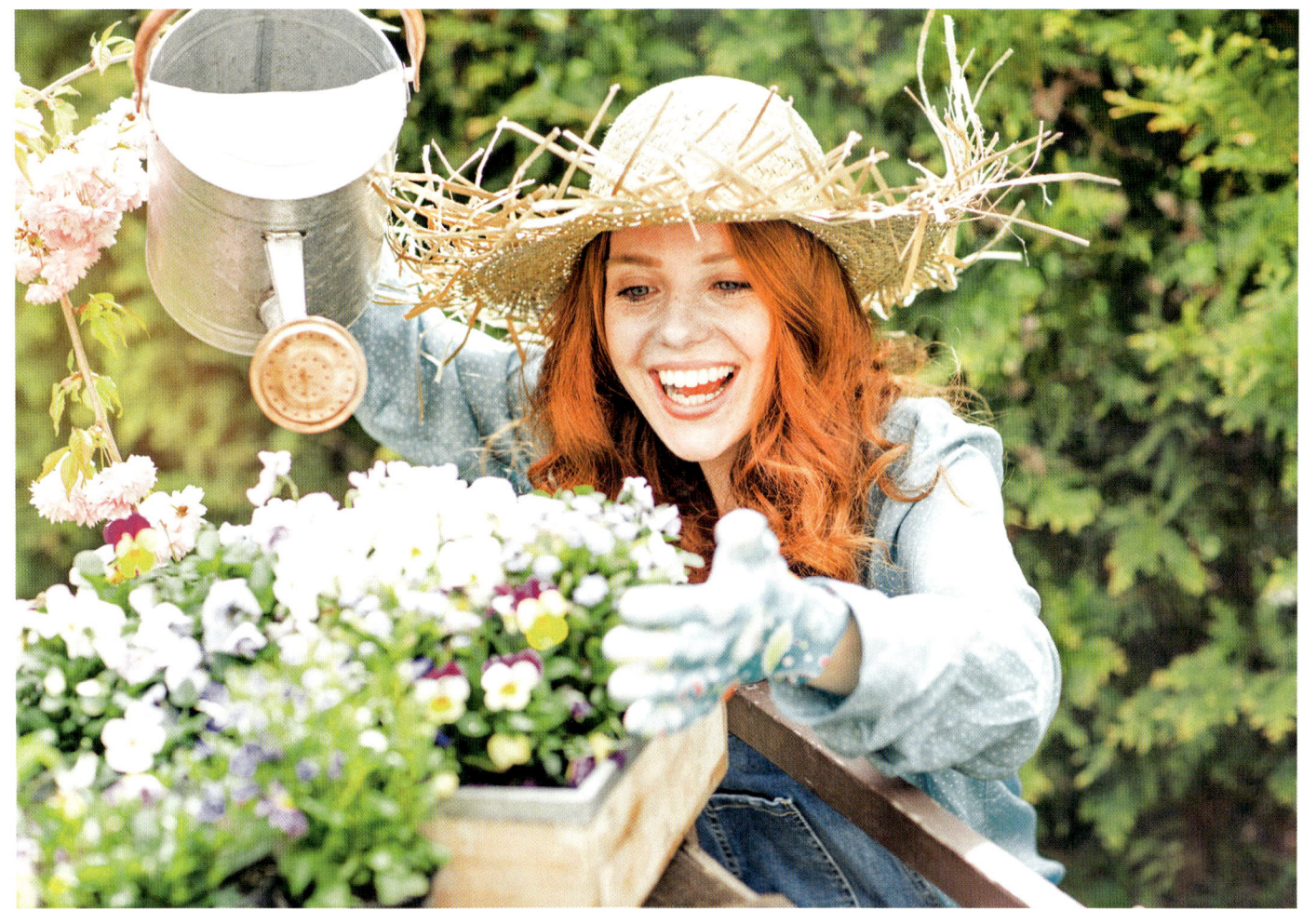

HOTEL GARNI
Willkommen im Insektenparadies

Wer einen Garten hat, ist bei jedem Wetter beschäftigt. Denn zu tun gibt es immer etwas. Warum also nicht gleich ganz natürliche Helfer miteinbeziehen? Die können Sie mit einem Insektenhotel gezielt in Ihren Garten locken! Gemeint ist damit ein künstlicher Nistplatz, wie zum Beispiel Schilfröhrchen oder angebohrte Baumscheiben.

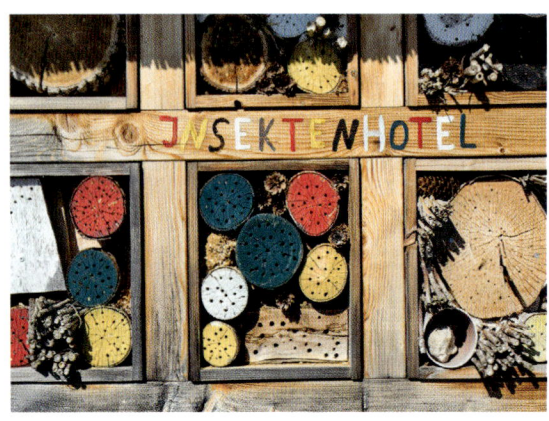

Dieser kleine Nistplatz hat gleich mehrere Vorteile: Tiere wie Wildbienen, Tagfalter, Florfliegen und Marienkäfer bekommen damit einen sicheren Unterschlupf und Sie haben ganz nebenbei eine Menge Nützlinge im Garten. Denn deren Leibspeise sind bekanntlich Blattläuse, Stechmücken und andere unerwünschte Mitbewohner.

Insektenhotels gibt es fertig im Handel oder Sie basteln eines selbst. Markus Erlwein vom Landesbund für Vogelschutz: „Der Standort sollte regengeschützt sein und etwas Sonne abbekommen und die Löcher unterschiedlich groß sein. Ich sag mal, vom Strohhalm bis hin zu etwas dickeren Löchern." Ein Insektenhotel – mit Nützlingen Schädlinge fernhalten ...

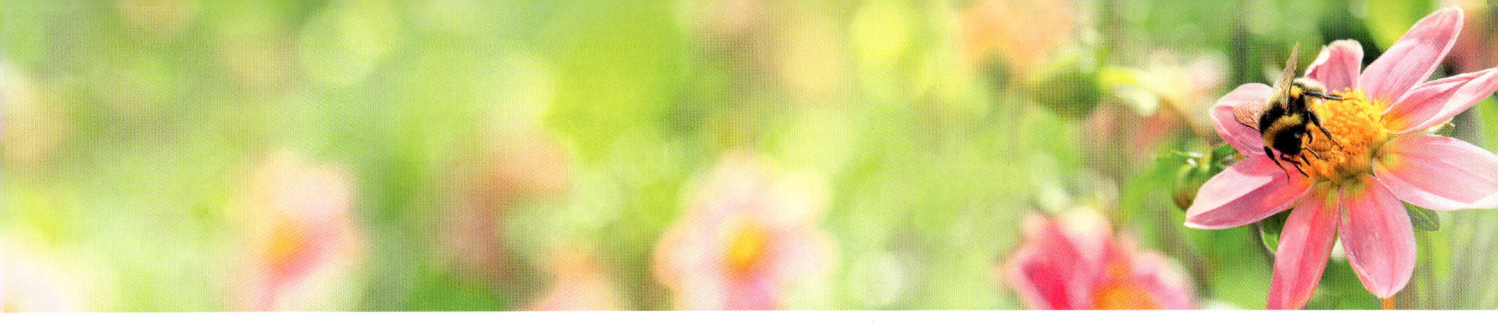

ES IST GEDECKT!
Im Bienenparadies vor Ihrem Fenster

Wer sind die wichtigsten Nutztiere in Deutschland? Rinder, Schweine und? Bienen! Etwa 85 Prozent aller landwirtschaftlichen Erträge verdanken wir der Bestäubung durch fleißige Bienen.

Allerdings machen wir ihnen das Leben alles andere als leicht. Sie brauchen blühende Pflanzen – denn der süße Blütennektar und der eiweißreiche Blütenstaub, der Pollen, sind ihre Grundnahrungsmittel. Vorgärten mit Kies und Schotter aber liefern ihnen keinerlei Nahrung. Ebenso wenig wie Buchsbäume, japanische Zierkirsche und Forsythien.

Ein bienenfreundliches Umfeld sieht so aus: Pflanzen mit ungefüllten Blüten sind reich an Nektar und Pollen. Ein richtiges Blütenbuffet für die Schleckermäuler Bienen enthält z.B. diese Blumenarten: Astern, Cosmea, die Kokardenblume, Mädchenauge, Mohn, Prachtkerze, Rudbeckia, Sonnenhut und Vanilleblume. Alles reichblühende Pflanzen für Garten wie Balkon.

Wer es ganz bequem mag: Im Handel gibt es bienenfreundliche Samen-Mischungen: Tüte aufmachen, säen, fertig.

DIE TRENDY KNOLLE:
Topinambur

Wegen ihrer Form nennen sie manche einfach nur Erdbirne – im Gegensatz zum Erdapfel Kartoffel. Das braun-violette Gemüse ist gerade ziemlich angesagt – auf dem Teller wie im Garten. Einmal in die Erde gesteckt, wächst es schnell. Die optimale Pflanzzeit ist Februar bis Mai oder im Herbst.

Anders als Kartoffeln ist Topinambur winterhart. Sie neigt zum Wuchern, deshalb kann eine Wurzelsperre sinnvoll sein. Ihr bevorzugter Standort: sonnig bis halbschattig. Sie ist ein ziemlicher Wasserschlucker und braucht regelmäßig Dünger. Und ganz nebenbei: Ihre leuchtend gelben Blüten sind auf jeden Fall ein Hingucker.

Das delikate Wurzelgemüse schmeckt gekocht, aber auch roh. Heidrun Schubert, Ernährungsexpertin bei der Verbraucherzentrale Bayern, empfiehlt die „Topi-Rohkost":

Zutaten Topi-Rohkost:

- Sechs kleine Knollen Topinambur
- eine Orange
- ein Apfel
- ein kleines Stück Knollensellerie

Die Orange in Stücke schneiden, alles andere raspeln und dazugeben.

Darüber kommt diese Sauce:
- ein EL gehackte Walnüsse
- ein EL Zitronensaft
- zwei EL Rahm
- ein halber TL Honig
- eine Prise Zimt

Alles verrühren und gut durchziehen lassen – fertig!

KLEE
So bringt er ganzjährig Glück!

Und eben nicht nur zum Jahreswechsel. Da hat der vierblättrige Klee (Oxalis tetraphylla) zwar Hochkonjunktur, aber danach landet er meist schnell in der Biotonne. Schade, denn auf der Fensterbank wächst er das ganze Jahr weiter und blüht sogar – leicht rosa bis bläulich.

Die mehrjährige Pflanze ist anspruchslos: Optimal ist ein kühler, heller Fensterplatz mit 16 bis 18 Grad und wichtig: nicht zu üppig gießen. Nach der Blüte zieht der Klee – wie jede Staude – seine Blätter ein. Aber nach einigen Wochen sprießt schon wieder das erste Grün.

Aber Vorsicht: Auspflanzen in den Garten ist nicht zu empfehlen. Der Glücksklee ist nicht winterhart. Er stammt ursprünglich aus Südamerika und mag es deshalb nicht zu kalt.

Warum gilt Klee mit vier Blättern als Glücksbringer?
Einer Legende nach hatte Eva einen in der Hand, als sie aus dem Paradies vertrieben wurde. Sie nahm den Klee mit als Erinnerung und Symbol für das Schöne im Garten Eden.

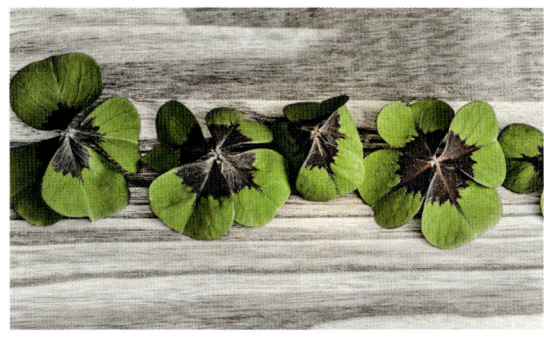

ORCHIDEEN
Schönheit mit Eigenheiten

So vielfältig Orchideen sind – eines haben Schmetterlings- (Phalaenopsis), Stiefmütterchen- (Miltonia), Kahnlippen-Orchidee (Cymbidium) und Co. gemeinsam: Sie sind pflegeleicht, reagieren aber beleidigt auf Behandlungsfehler. Das kennen viele, die sich begeistert eine Pflanze in voller Pracht kaufen, daheim aber lange oder vergeblich auf weitere Neuaustriebe warten. Der To-do-Wunschzettel einer blühfreudigen Orchidee sieht so aus:

- Ich brauche viel Feuchtigkeit! Deshalb die Blätter regelmäßig mit kalkarmem Wasser besprühen.

- Ich werden gewässert, nicht gegossen! Deshalb regelmäßig dem Substrat ein Wasserbad gönnen. Danach die Wurzeln gut trocknen lassen.

- Ich mag es behaglich warm, aber nicht zu warm! Deshalb im Winter unmittelbare Heizungsluft und im Sommer pralle Sonne meiden.

- Ich brauche mitunter einen „kühlen" Anschub! Deshalb – wenn neue Triebe ausbleiben – kurzfristig ein paar Grad kühler stellen, das regt das Wachstum an.

- Ich reagiere auf das Reifegas im Obst! Deshalb nicht neben Äpfel und Birnen platzieren. Sonst altern neue Knospen vorzeitig und fallen vor dem Öffnen ab.

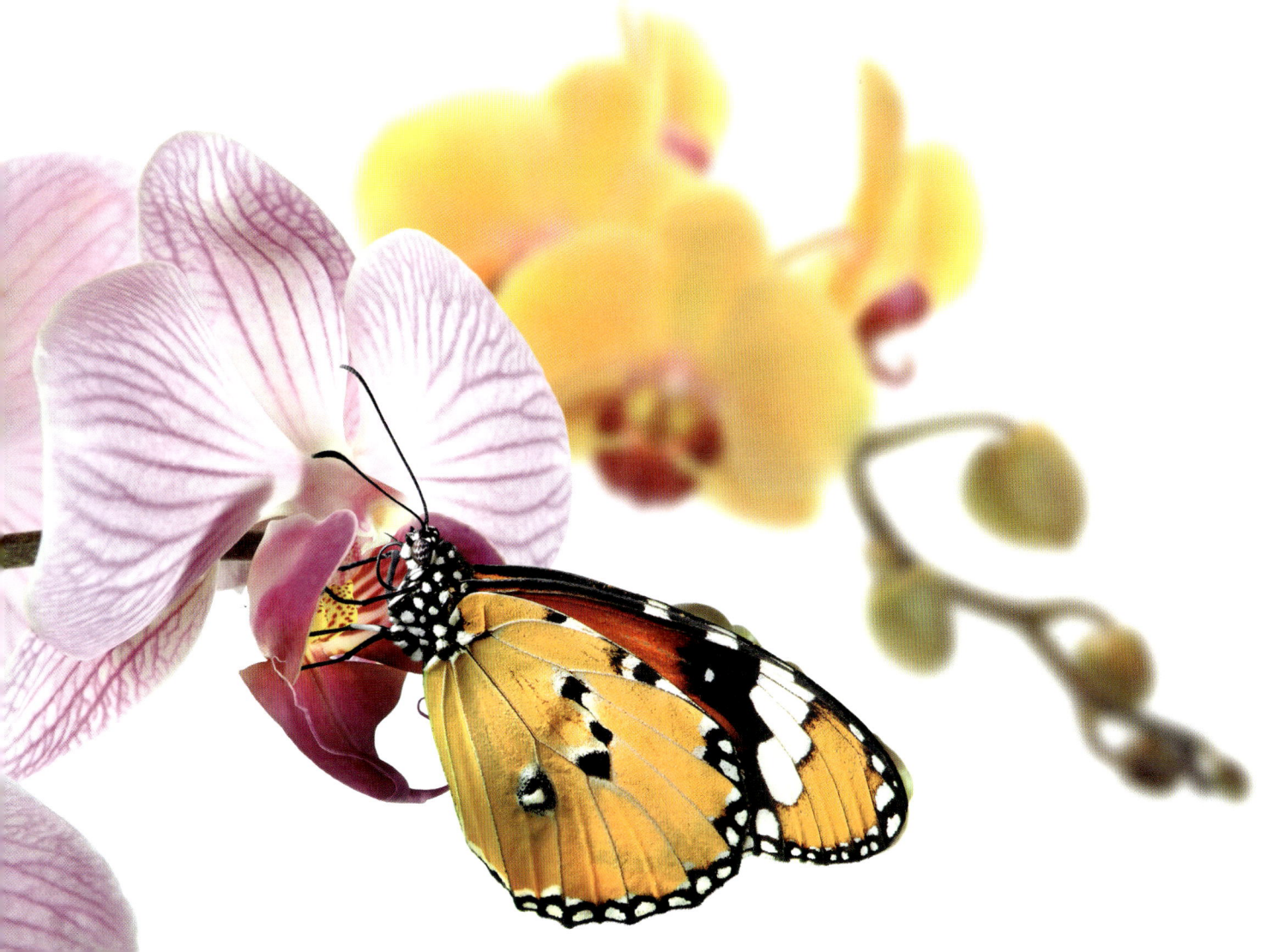

KAFFEESATZ
Der Freund der Pflanzen

Heiß und köstlich zum Trinken. Kalt und gesund für die Pflanzenpflege. Der tägliche Muntermacher Kaffee schmeckt natürlich auch als Eiskaffee, aber selbst der Kaffeesatz hat es noch in sich. Er eignet sich prima als Dünger für Rosen, Geranien und gleichzeitig für Moorbeet-Pflanzen wie Hortensien, Rhododendren und Heidelbeeren. Das braune Pulver unterstützt sie alle mit seinen wertvollen Inhaltsstoffen, wie Kalium, Phosphor und Stickstoff.

Kaffeesatz ist aber nicht nur für das Freiland bestens geeignet, sondern genauso für Zimmerpflanzen. Dann muss er allerdings vorher erst gut trocknen, sonst kann die Erde im Topf leicht schimmeln. Pro Blumentopf etwa einen Esslöffel Kaffeesatz

rechnen. Das Pulver oberflächlich mit der Erde vermischen. Daniela Krehl von der Verbraucherzentrale Bayern hat noch einen Extra-Tipp: „Nutzen Sie nicht nur das Gute in Ihrem frisch aufgebrühten Kaffee. Es eignen sich sogar Kaffeepads, weil sie sich samt ihrer Verpackung in der Erde zersetzen." Da schmeckt der Kaffee gleich doppelt gut …

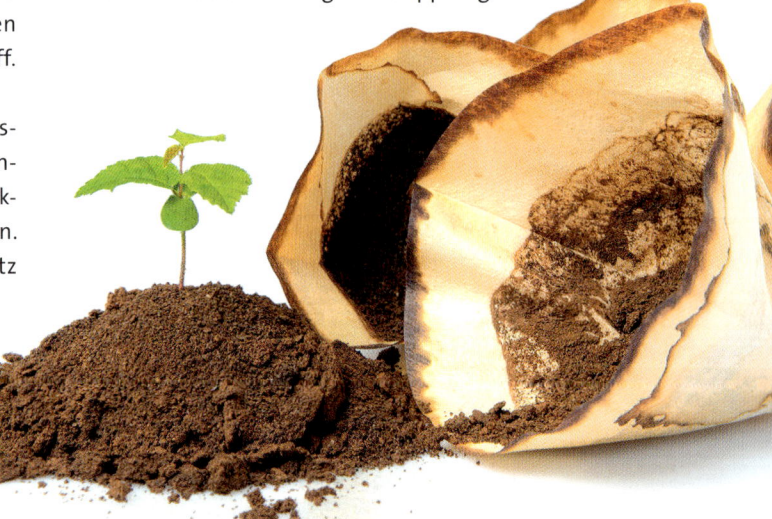

ROSENRABATTEN
Mulchen statt Unkraut jäten

Ein blühendes Rosenbeet lässt nicht nur die Herzen von Rosenfans höher schlagen. Umso schöner, wenn die Freude nicht durch regelmäßiges Unkrautjäten getrübt wird. Die Zauberwaffe dagegen heißt: Mulchen. Eine etwa fingerdicke Schicht Rindenmulch hemmt das Wachstum von unerwünschten Wildpflanzen und schützt gleichzeitig den Boden vor dem Austrocknen.

Allerdings – wer mulcht, muss umso achtsamer düngen. Das Material zersetzt sich nach und nach und zieht dabei Stickstoff aus dem Boden. Der aber ist unverzichtbar für ein gesundes Wachstum.

Wenn sich die Blätter gelb färben, ist das bereits ein Alarmzeichen! So weit sollte es erst gar nicht kommen. Deshalb schon vor dem Mulchen einen Langzeitdünger, wie Hornspäne, ausbringen.

Wenn im Garten Brennnesseln wachsen, ist optimaler Mulch zur Hand und bietet einen ausgezeichneten Stickstoffdünger noch dazu. Einfach grob gehackt auf den Boden streuen.

Aber wie anfassen, ohne sich zu verbrennen? Kein Problem. Das geht ohne Handschuhe, wenn man die Blätter von unten nach oben abstreift. Denn die schmerzhaften Brennhaare, mit denen sich die Pflanze vor Fraßfeinden schützt, sind nur auf der Blattoberseite.

Über die geernteten Blätter mit einem Nudelholz oder einer Flasche drüberrollen und schon können die Brennhaare nichts mehr anrichten!

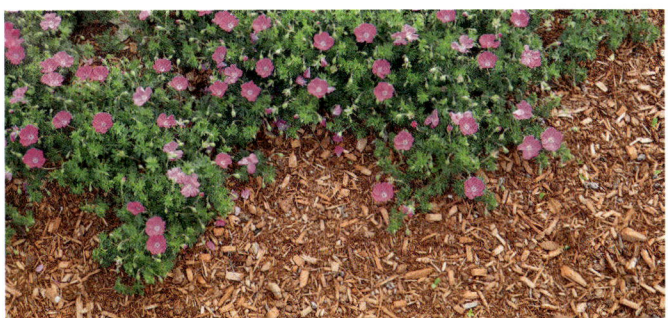

KRÄUTER-REHA
Warum Umtopfen so wichtig ist

Das kennt jeder: In der Gemüseabteilung des Supermarktes stehen sie da wie eine Eins: prall, saftig grün und kompakt: die Töpfchen mit Basilikum, Petersilie und anderen Küchenkräutern. Aber kaum sind Sie ein paar Tage bei uns zu Hause, scheinen sie wie ausgewechselt zu sein: Sie werden welk, lassen die Blätter hängen und haben ständig eine trockene Erde.

Was ist da los? Bayern 1-Pflanzenexpertin Karin Greiner weiß, woran das liegt: „Bis die Kräuter bei uns landen, haben sie schon so einiges hinter sich.

Sie wurden schnell in einem leistungsfähigen Substrat hochgezogen und hatten überhaupt keine Zeit, sich zu entwickeln. Sie sind auf Turbo-Wachstum getrimmt und waren dann noch tagelang in Folie verpackt." Alles andere als ein Wohlfühl-Klima also.

Für das sollten Sie sofort nach dem Einkauf bei sich zu Hause sorgen: Geben Sie der Pflanze Platz, damit sie sich in einem größeren Topf mit guter Erde entfalten kann. Die Pflanze dankt es Ihnen mit einer lang anhaltenden Ernte!

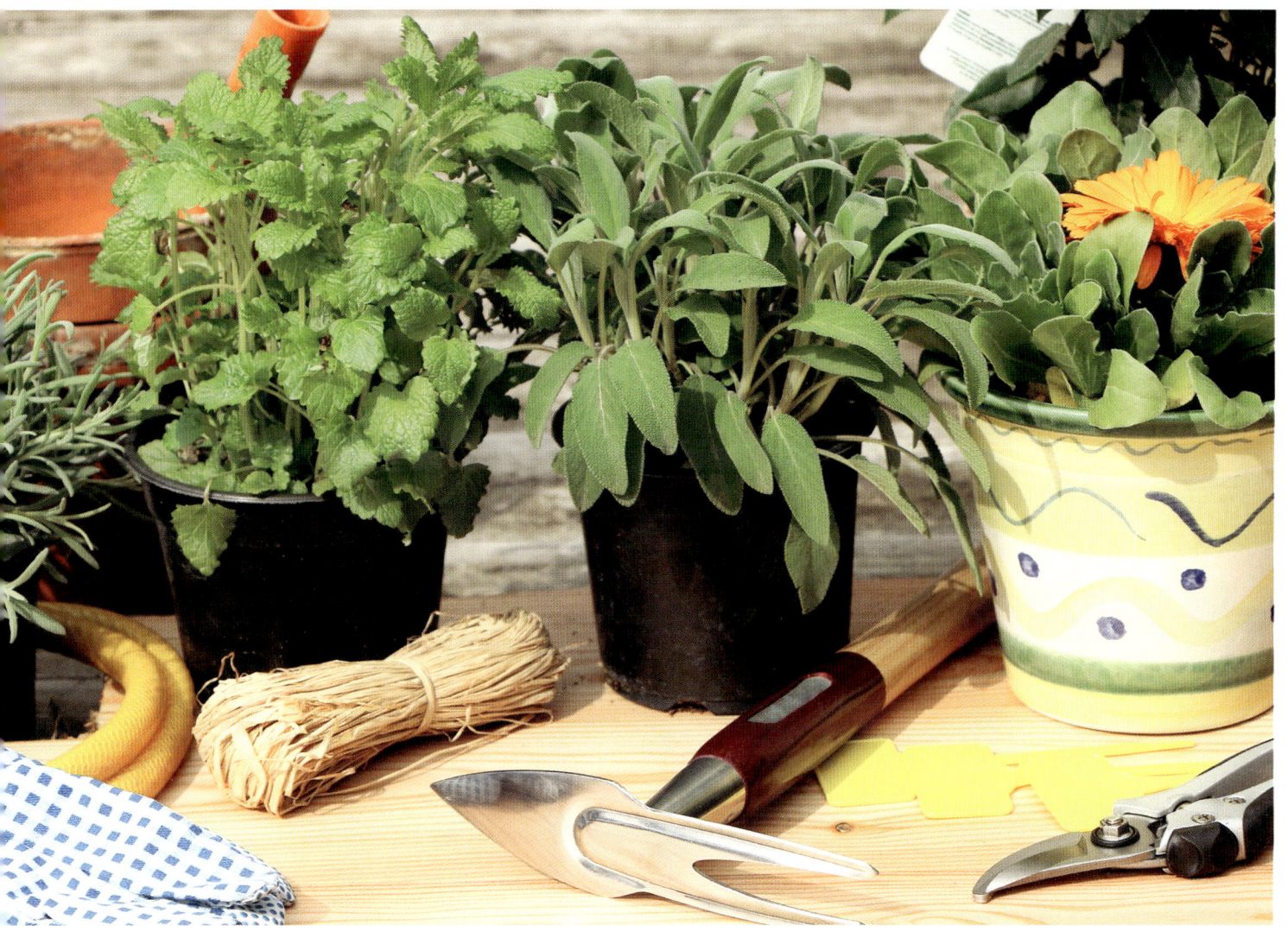

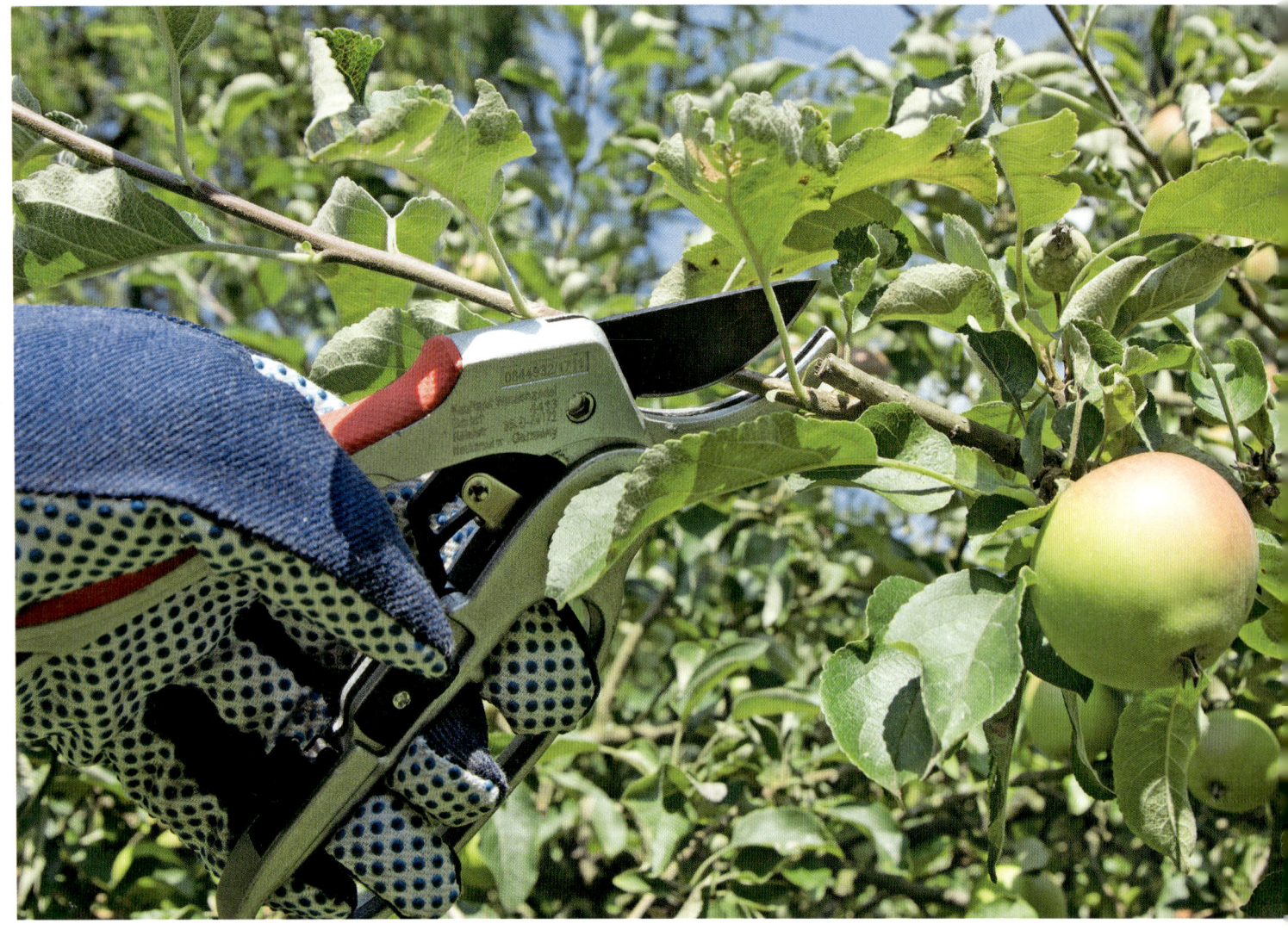

JUNGBRUNNEN RÜCKSCHNITT
Auf den Zeitpunkt kommt es an

Bei Sträuchern gibt es eine einfache Regel: Sommerblüher wie Flieder und Hortensien werden im Herbst oder Ende des Winters geschnitten. Frühjahrsblüher wie Forsythien und Clematis dagegen sofort nach der Blüte. Ihre Knospen bilden sich noch im selben Jahr.

Sommerblumen setzen nach dem Verblühen Samen an, was ihre ganze Kraft kostet. Deshalb alles Verwelkte von Buschmargeriten, Geranien, Fuchsien, Petunien und Verbenen sofort abschneiden. Bei Lavendel und Rittersporn wird die gesamte Pflanze zurückgeschnitten. Das garantiert eine üppige Zweitblüte. Keinen Schnitt brauchen Felsenbirne, Magnolien, Seidelbast und Zaubernuss.

Die Regeln für Beerensträucher:
Johannisbeeren schneiden, bevor die Blätter austreiben. Rote und weiße Beeren fruchten am mehrjährigen Holz, schwarze am einjährigen. Nur die kräftigsten Äste bleiben stehen. Das Gleiche gilt für Stachelbeeren.

Dunkles Holz, das älter als vier Jahre ist, kommt weg. Bei Himbeeren: Abgeerntete Sommerruten werden entfernt, nur an den neuen Ruten wachsen die Beeren im Folgejahr. Alle Ruten der Herbsthimbeeren werden nach der Ernte bodennah abgeschnitten. Im nächsten Jahr wachsen Himbeeren an den neuen Trieben.

GRASMILBEN-ALARM
Weißes Papier gibt Gewissheit

Sie sind klein, gemein und so gut wie unsichtbar: Grasmilben. Ganz unbemerkt lauern sie im Gras und warten nur darauf, zubeißen zu können. Danach juckt es ziemlich stark – bis zu einer Woche. Die Larven dieser Mini-Spinnentiere mögen es warm und hocken an den Spitzen von Grashalmen. Mit 0,2 – 0,3 Millimeter Größe sehen wir sie gar nicht. Sie beißen nicht sofort zu, sondern wandern gern die Beine hoch bis zu den Kniekehlen oder noch weiter. Nach dem Biss bilden sich kleine rote Pusteln oder Quaddeln, die sich durch Kratzen leicht entzünden. Anders als Mücken wollen Grasmilben nicht unser Blut, sie sind schon mit dem Zellsaft unserer Hautzellen zufrieden.

Aber wie können wir uns vor den winzigen Plagegeistern schützen?
Am besten nicht barfuß laufen. Und regelmäßig Rasenmähen macht ihnen das Leben ungemütlich. Ein weißes Blatt hilft herauszufinden, ob überhaupt Grasmilben in Ihrem Garten sind. Legen Sie es auf eine schöne warme Stelle ins Gras und warten ab, ob sich darauf winzig kleine orange-rote Punkte sammeln. Das sind die Larven der Grasmilbe.

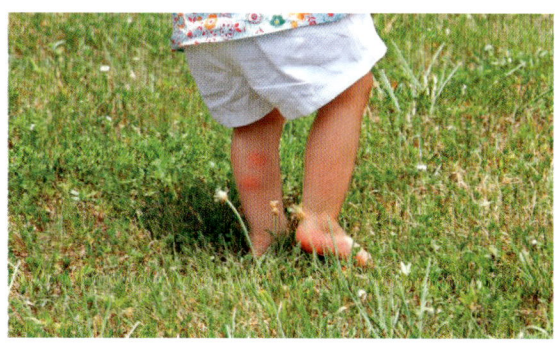

DER CHRISTBAUM
Erst Deko, dann Allrounder

Der Christbaum: Strahlend schön für ein paar Wochen und dann einfach ab in den Biomüll? Das wäre viel zu schade, denn auch nach Weihnachten ist er noch für einiges gut. Wer einen eigenen Kamin hat, kann ihn als Brennholz verwerten. Selbst die Nadeln lassen sich sinnvoll nutzen. Aufsammeln, aufheben und dann im Frühjahr um die jungen Salatpflanzen streuen. Das schreckt die gefräßigen Schnecken ab und sie ziehen weiter. Aber das ist noch lange nicht alles, meint Bayern 1-Pflanzenexpertin Karin Greiner. „Warum nicht den abgeschmückten Baum im Garten aufstellen, ein paar Meisenknödel dranhängen und fertig ist eine wunderbare Vogelfutterquelle." Einzelne Zweige eignen sich, um damit empfindliche Gehölze abzudecken. Oder man häckselt sie. Das Häckselgut ist ein prima Mulch für Moorbeete: Azaleen, Erika-Pflanzen und Rhododendren sagen danke. Selbst der leere Stamm ist noch für etwas gut – als stabile Stütze für selbst gezogene Bohnen im Sommer. Mit einem Wort – der Christbaum ist ein nachhaltiger Helfer durchs ganze Jahr!

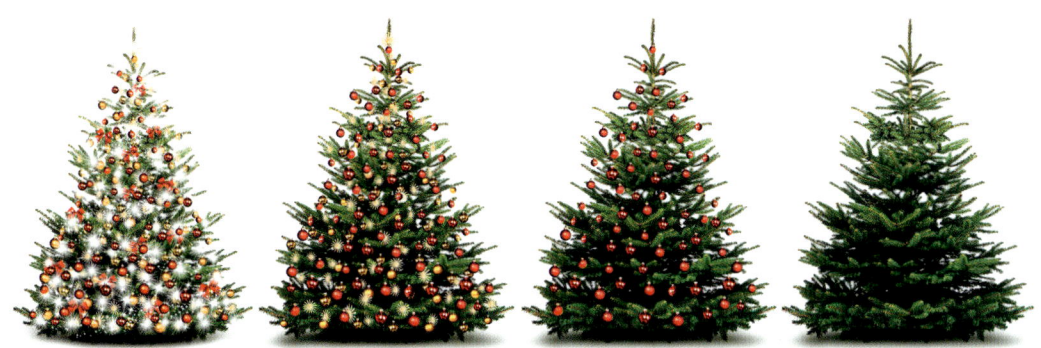

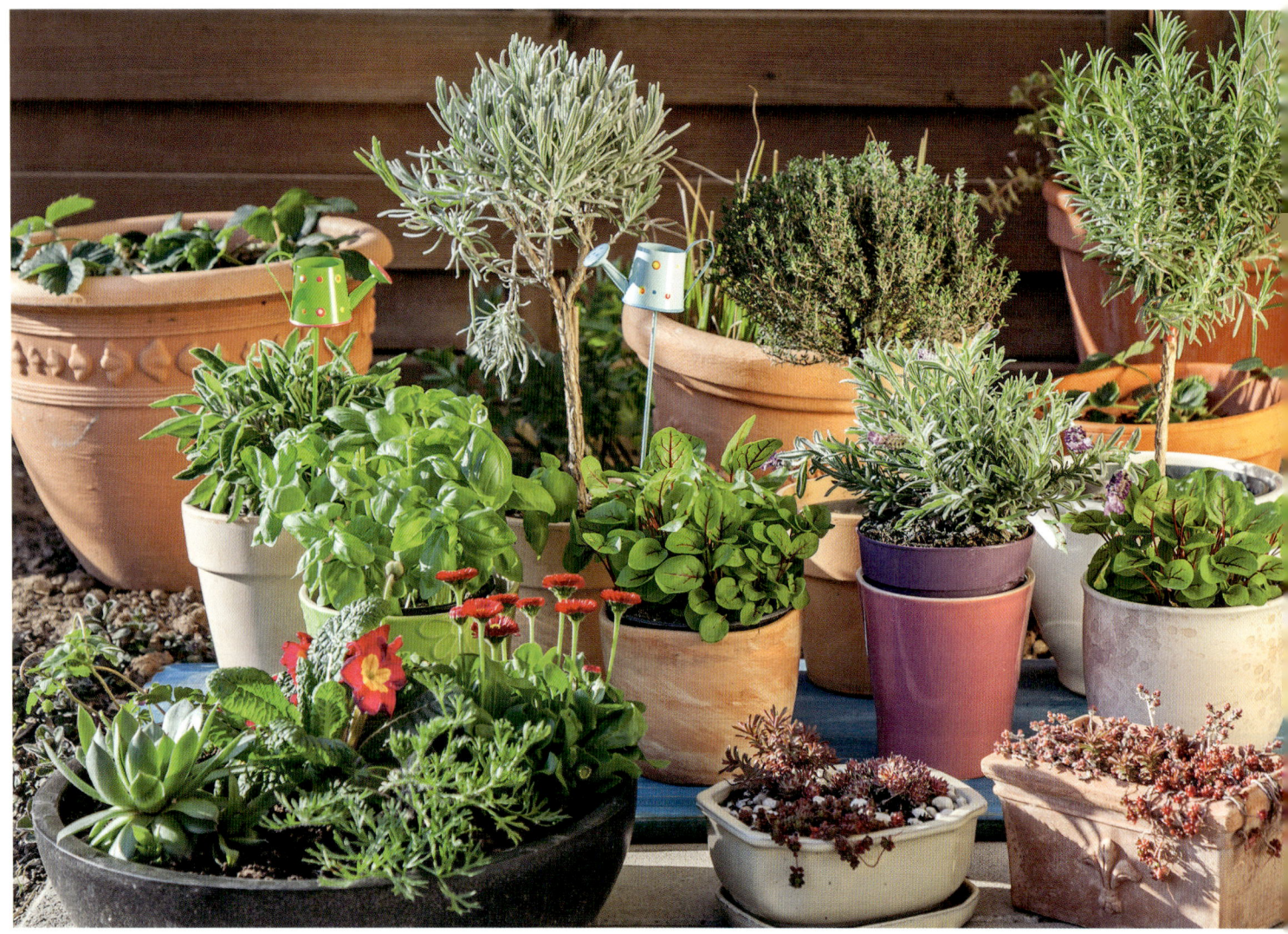

MEINE PLANTAGE
Der Naschgarten auf Balkonien

Jedes Jahr die Frage: Welche Blumen für den Balkon? Aber müssen es überhaupt immer nur Blumen sein? Wie wäre es zusätzlich mit einer nahrhaften Deko? Neuzüchtungen machen es möglich: Mini-Paprika, Mini-Gurken und Snacktomaten eignen sich optimal, ebenso wie Mini-Blumenkohl und ständig nachwachsender Pflücksalat im Kasten. Das Essen wächst Ihnen praktisch in den Mund.

Und nicht nur Gemüse! Inzwischen gibt es Obst im Kübel – Äpfel, Heidel- und Johannisbeeren. Ergänzt durch Ampeln mit Erd- oder Brombeeren, und fertig ist das Fruchtparadies!

Nicht zu vergessen die Kräuter. Da geht mehr als nur Petersilie und Dill. Eine exotische Note verspricht das Currykraut. Zerreibt man seine silbrig-grünen Blätter, verströmen sie den typischen Currygeruch.

Oder Sie pflanzen den Teppich-Beifuß.
Viele nennen ihn nur Gyros-Kraut, weil sein herbwürziger Geschmack tatsächlich an Gyros erinnert. Attraktiv auch eine der vielen Salbeisorten: Ananas-Salbei, Honig-Melonen-Salbei, Marzipan-Salbei oder Pfirsich-Salbei. Alles feine Geschmacksnoten für ein Dessert.

ABSTAUBEN, BITTE!
Hausputz für Zimmerpflanzen

Beim Bücherregal und auf dem Sideboard sind wir penibel – möglichst kein Staubkorn soll zu sehen sein. Aber außer Möbel stauben auch Pflanzen ein. Das sieht nicht nur unschön aus, es hemmt sogar ihr Wachstum. Die Staubschicht nimmt ihnen regelrecht die Luft zum Atmen und sie bekommen weniger Licht für ihren Stoffwechsel.

Die handelsüblichen Glanzsprays sind überflüssig, mit einem feuchten, weichen Tuch abwischen reicht völlig aus. Und zwar nur mit Wasser, ohne Spülmittel. Das könnte die empfindliche Schutzschicht der Blätter zerstören. Sie hilft ihnen, Feuchtigkeit zu speichern. Im Freien sorgt ein kräftiger Regenschauer für die natürliche Reinigung.

Schön zu sehen bei Kohlblättern: Das Wasser perlt ab und entfernt gleichzeitig Schmutzpartikel. Dieses Prinzip kupfern wir ab und gönnen den grünen Mitbewohnern ab und an eine kurze Dusche – auf dem Balkon oder der Terrasse. Und wenn es wochenlang trocken ist, dann eben in der Badewanne. Die empfiehlt sich generell für Gewächse mit vielen kleinen Blättern, wie die Birkenfeige.

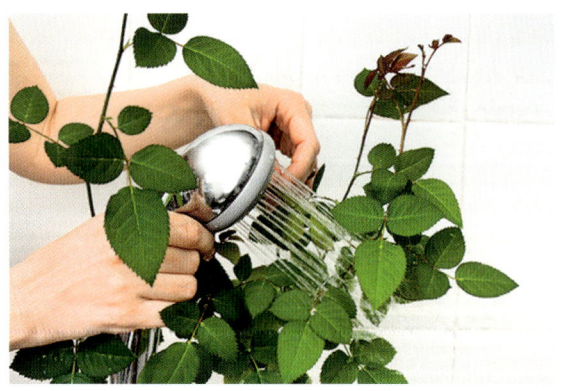

NÜTZLICH, ABER NICHT ÜBERALL
Platzverweis für Ameisen

Ameisen in der Wohnung – da hört die Tierliebe auf. Was aber tun gegen Ameisenstraßen, ohne die Tiere gleich abzutöten?

Intensive Gerüche wirken auf sie wie ein Stoppschild. Kehrt machen sie bei Lavendel-, Zimt- und Zitronen-Öl. „Einfach auf die Straße tropfen oder an Stellen, wo sie hereinkommen. Die Gerüche irritieren die Tiere ebenso wie ein Stoß aus dem Deo", rät Bayern 1-Pflanzenexpertin Karin Greiner.

So wird die Ameisenstraße zur Sackgasse. Vorbeugen ist der beste Schutz: Deshalb mögliche Schlupflöcher und Ritzen verschließen und die Dichtungen an Türen und Fenstern überprüfen. Beliebt sind auch die Hohlräume hinter Dämmmaterialien. Bei der Suche nach Nahrhaftem kommen sie gern ins Haus, weil natürliche Schlupflöcher wie altes Holz immer weniger werden. Umsiedeln heißt es im Garten, wenn sich die Tiere unter Terrassenplatten oder im Gemüsebeet einnisten. Hier hilft es, einen Tontopf über das Nest zu stülpen. Die Tiere werten es als schützendes Dach und lassen sich in ihm nieder. Mit einem Spaten können Sie das Nest dann an eine andere Stelle absetzen.

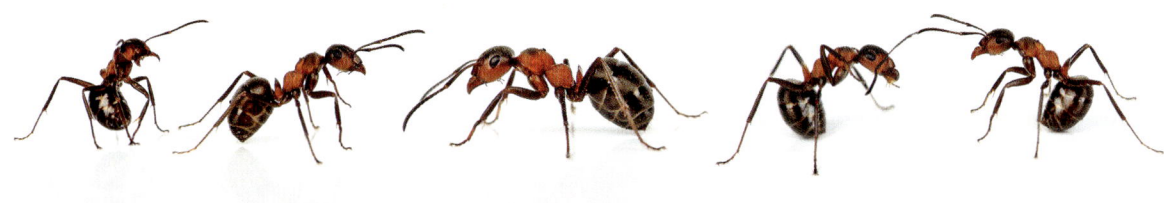

SENSIBELCHEN BÄRLAUCH
Er mag keinen Kahlschnitt

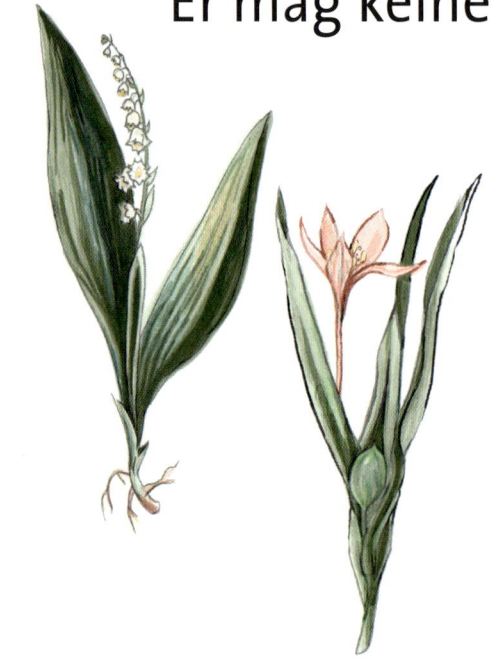

Er ist das erste essbare Grün im Garten, umso freudiger wird er geerntet. Er verfeinert prima Salate, Suppen oder einen Kräuterquark. Aber bitte mit Bedacht schneiden. Wenn Sie den Bärlauch nicht ganz abernten, sichern Sie sich automatisch den Grundstock für eine gute Ernte im kommenden Jahr.

Ein Radikalschnitt bis zum letzten Blatt allerdings schwächt die Pflanze auf Dauer und sie geht schließlich ein. Deshalb pro Zwiebel nicht alle Blätter abschneiden. Nur so kann sie genug Kraft für die nächste Wachstumsperiode sammeln.

Sie sehen sich zum Verwechseln ähnlich: links Bärlauch, Mitte Maiglöckchen und rechts die Herbstzeitlose. Einfacher Tipp: Daran schnuppern. Typisch für Bärlauch ist sein Knoblauch-Geruch.

DIE SACHE MIT DEM STRUNK
Einmal pflanzen, zweimal ernten

Die Kraft in Pflanzen ist beeindruckend. Wer klug erntet, wird sogar mehrmals mit Nahrhaftem belohnt. Z.B. Karotten: Man nehme einen Suppenteller, füllt ihn mit etwas Wasser, schneidet vom Ende der Karotte einen guten Zentimeter ab und stellt sie mit der Schnittfläche nach unten in den Teller. Schön warm stellen und feucht halten. Bereits nach einigen Tagen sprießt oben neues Grün heraus. Das steckt voller Vitamine. Der schöne Hingucker lässt sich wie Petersilie verwenden – im Salat, in der Suppe oder auf dem Butterbrot!

Noch mehr geht beim Salat, der wächst vollständig nach! Dazu Blattsalate, wie Endivien, nicht bodennah abschneiden, sondern noch zwei Fingerbreit stehen lassen.
Wichtig dabei: Ein scharfes Messer verwenden, um ja nicht das Mittelstück zu verletzen. Dieses Herz der Pflanze muss vollständig erhalten bleiben, aus ihm wachsen generell Stängel und Blätter. Für diese „Aus-eins-mach-mehr-Methode" eignen sich ebenfalls bestens alle Kohlsorten, besonders Weiß- und Blaukraut und Spitzkohl.

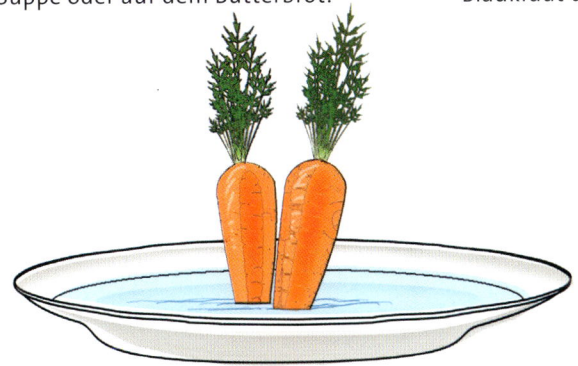

NICHT IMMER ROMANTISCH
Misteln in Obstbäumen

Die Druiden brauten ihren Zaubertrank damit und Verliebte küssen sich unter ihren Zweigen – das beantwortet aber nicht die Frage: Schaden Misteln einem Baum oder nicht? Ein oder zwei Misteln im Apfelbaum, das macht überhaupt nichts.

Erst wenn es mehr sind, wird es kritisch und sie gehören weg. Misteln sind Halbschmarotzer. Sie hängen sich an die Wasserversorgung des Baums und ziehen Nährstoffe ab. Ansonsten haben sie ihren eigenen Rhythmus: Sie blühen im März, wenn die Bäume noch keine Blätter haben, ihre Beeren aber reifen erst im Dezember.

Wer einen alten Baum hat, bei dem es auf die Äpfel gar nicht mehr ankommt, kann die Misteln getrost dran lassen. Die immergrünen Gewächse sehen hübsch aus.

Und zum Fressen gern haben Vögel ihre weißen Beeren. Vögel sind es auch, die oft für den Mistelnachwuchs sorgen: Nach dem Naschen lassen sie da und dort eine Beere fallen. Fällt ein Samenkorn auf das Holz, kann es „hineintreiben". Deshalb beim Baumschnitt tief einschneiden, um Misteln komplett zu entfernen.

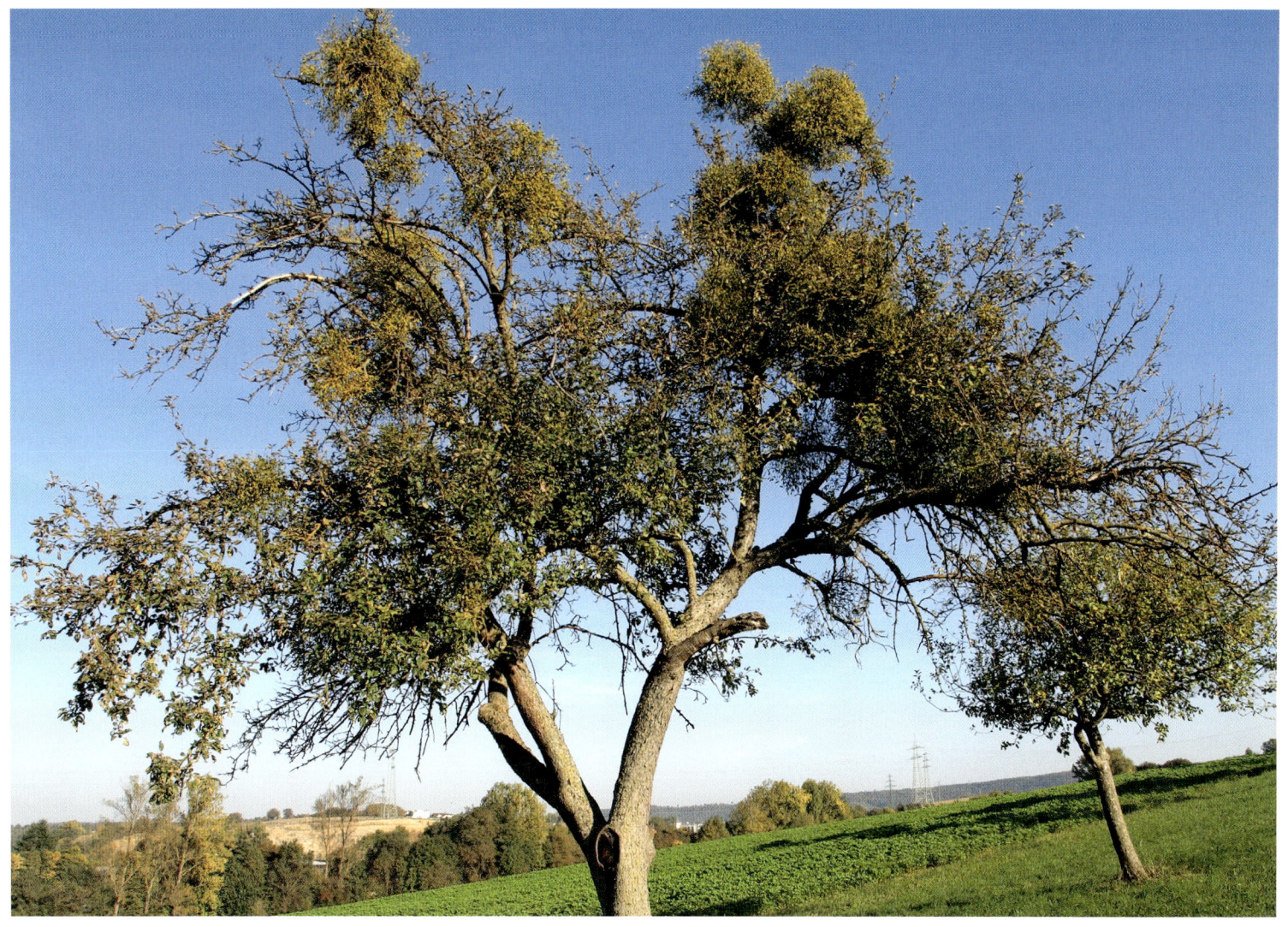

IMPRESSUM:

Bibliografische Informationen der Deutschen Nationalbibliothek. Die Deutsche Nationalbibliothek
verzeichnet diese Publikation in der Deutschen Nationalbi-
bliografie; detaillierte bibliografische Daten
sind im Internet über http://dnb.dnb.de abrufbar.

Tipps und Tricks von Bayern 1
© 2017 MünchenVerlag
Alle Rechte vorbehalten

Diese Publikation erscheint im MünchenVerlag in der Chr.
Belser Gesellschaft für Verlagsgeschäfte GmbH & Co. KG.

Gestaltung und Satz: Heartwork Media,
Frank Kreyssig, Roman Kripahle
Umschlagentwurf: Heartwork Media, Frank Kreyssig
Redaktion/Bildrecherche: Amadeus Danesitz
Gesamtherstellung: Print Consult, München
ISBN 978-3-7630-4045-2

Autorin: Ingeborg Hain
Bayerischer Rundfunk
Bayern 1

Lizenziert durch BRmedia Service GmbH.
Dieses Buch ist im Handel, im BRshop und direkt beim Verlag erhältlich.

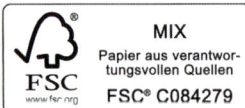

BILDNACHWEIS:

Inhalt